AWARENESS MEDITATION

ヴィパッサナー瞑想

図解実践

自分を変える気づきの瞑想法【決定版】

アルボムッレ・スマナサーラ

本書は『ヴィパッサナー瞑想　図解実践——自分を変える気づきの瞑想法【第4版】』（サンガ、二〇二一年）を底本に刊行しました。

はじめに

わずか数日で、影が人から離れないように、成功と幸せが自分のものになる確かで簡単な方法があることを知っていますか？

人は誰でも「人生、楽しく過ごしたいものだ」と思っています。「できればトラブルや悩みなどには遭遇したくない」とも思っていますよね。日常生活、仕事、また人生において、「失敗はしたくない」とも思っているはずです。

他人とのつきあい方が頭痛の種になっている人も多いようですが、いくら才能ある人でも人間関係でトラブったら、孤独感にさいなまれ、生きること自体も苦痛になってしまいます。このような問題が頂点に達すると、自殺願望に支配されることにもなりかねません。

嫌なこと、避けたいことを並べてみましたが、逆に私たちには、期待すること、希望するものも無数にあります。

健康で美しくスタイル抜群でいたいと思うでしょうし、長生きしたいと願わない人はありません。おいしいものを食べたいと思いますが、身体に脂肪ばかりたまったデブになりたいと思う人はいないでしょう。かといって、プロポーションを気にしておいしいものも食べずに、ダイエットばかりするのはつらいことです。

何の不安も感じず、好きなことをして楽に生活するためには、安定した収入が必要です。ですから普通の人なら、仕事や商売で成功を収めたいと思うものです。

さらには、皆に好かれる生き方をしたいと思う人もいます。また、他人のことはさておいて、自分のしたいことを楽しくやって、自由に生きてみたいと思う人もいます。しかし、家族や社会のことが気になって、なかなか自由奔放には生きられないのではないでしょうか。

要するに、人は幸せになりたいのです。元気に生きるために、何か確かな目標が欲しいのです。失敗はしたくないし、負けたくもないのです。

このような心境は、誰にでもわかる万国共通のものです。しかし残念なことに、なまなましい現実というのはいつでも、人の希望とは反対方向に進みます。

私たちは、何か大切なことを忘れているのではないでしょうか。それがすべての失敗の原因、不幸の原因なのです。

では、忘れてしまった「大切なもの」とは何でしょう。

誰もが何の躊躇《ちゅうちょ》もなく、健康な肉体とお金さえあれば生きていられると誤解しているのではないでしょうか。財産があふれるほどあれば、人生は最高に幸せだと勘違いしているのではないでしょうか。

人の人生のすべてをつかさどる支配者、管理者というのは、実は自分自身の心なのです。その心が、まったく役に立たないほど弱々しかったり、とんでもなく汚れていたりしたら、どうなるでしょうか。支配者あるいは管理者が、さらに言い換えれば創造者がこの調子なら、願望を叶えることは、針の穴にラクダを通すより何百倍も難しいことでしょう。

ブッダはこのように答えます。心を鍛えなさい。汚れを落としなさい。究極の幸せを今ここで実現するのです、と。

これは、将来起こるだろうという予想や約束の話ではありません。腕立て伏せをすれば腕の筋肉がつく、腹筋運動を続ければおなかのまわりの脂肪がとれ腹筋がついてくる、というのにも似たごく当たり前の現実の話なのです。

この本では、誰にでも簡単に実践できる、心を鍛え、きれいに保つ方法を紹介しています。試してみれば、ほんの何日かで、ご自身の幸せを発見できると思います。

【第4版改訂にあたって】

『自分を変える気づきの瞑想法』の改訂は、今回で3度目になります。今回、「実況中継のレッスン」をいくつか紹介するなど、旧版にはない要素を、さらに加えました。瞑想についての説明や、ヴィパッサナー瞑想をする際のポイントや注意事項も、最近の瞑想会でお伝えする内容により近づけています。

ヴィパッサナーの実践を通じて、私たちが大切に思っている肉体への執着をなくし、私たちが自分だと思い込んでいる自我（エゴ）が幻であることを発見して、無智を破って真理を発見していただきたいと思います。皆様の健闘をお祈りいたします。

生きとし生けるものが幸せでありますように。

【目次】

第2部 苦しみの原因――なぜ、心は悩むのか？

第3部 慈悲の瞑想――今からすぐに幸せになれるやさしさの瞑想法

第4部 実況中継レッスン
──生活の中で実践するヴィパッサナー瞑想〔入門編〕

第5部 ヴィパッサナー瞑想――悟りへ向かう3つの瞑想

第6部　困ったときのQ&A――すぐに解決！　瞑想の疑問

編集協力／舟橋左斗子
（宗）日本テーラワーダ仏教協会
川松佳緒里
イラスト／馬野雅人
装丁／吉田哲
本文デザイン・DTP／鰹谷英利

PART 1

Power of Meditation

第1部

瞑想の力

心が育つと人生はうまくいく

「心の力」を育てる方法

瞑想というのは、何か神秘的なものと思われているかもしれませんが、そうではなくて大変科学的なものです。弱いところを鍛えて育てる、いわば「心のトレーニング法」です。

現代は、さまざまな分野で科学が発展している時代ですが、「生きる」という科学はありません。お釈迦さまの瞑想は心の科学、生命科学です。仏教では、約２６００年も昔から「生きる」という科学が、完成した学問として確立されているのです。

しかし、やみくもにやればいいというわけではありません。科学ですから、厳密です。理論があって実践がある。この本で、それを紹介します。科学ですから、やってみれば必ず結果が出ます。

ブッダの瞑想は、身体をトレーニングして病気に負けない体力をつけるように、心をトレーニングして、ストレスやトラブルに負けない「心の力」を育てる方法なのです。生きることを楽にする心のエネルギー、前向きに気持ちよく生きる力を育て、心の中のモヤモヤを取り去る方法です。

私たちは、「心」が落ち込んでしまったら、「身体」も病気になるでしょう？　精神的にストレスがたまると、「身体」にも異変が出てきます。また、頑張っているときには、寝る時間すらとれなくても風邪ひとつひかないのに、その仕事が終わった途端に寝込んでしまったりもします。

あるいは、何かひとつ不幸な出来事に出合ったら、次から次へと不幸が押し寄せてきます。失敗して「私はなんてダメな人間なんだ」と落ち込んでしまうと、その次にやることもうまくいかないのです。

逆に、ふとしたきっかけで、気持ちが明るく元気になったら、なんでもうまくいくようになったりもします。

このようなことは皆さん、日常生活で経験されていることで、ごく当たり前の「心」の働きですね。「心」が弱いと、日々出合うさまざまな事件や出来事に翻弄されっぱなしです。

ブッダの瞑想をすると、必ず「結果」が出ます。悩みは消えて生きることが楽になります。すべてではありませんが病気は消えて元気になったり、それまで発揮できなかった能力を苦労なく発揮できるようになったりします。しかし、本当に大事な結果とは、ズバリ、人格が完成することです。

人格が完成すると、怒ることも、嘘をつくことも、嫉妬することもありません。誰でもおそらく、怒りたくない、嘘はつくものではない、嫉妬すべきではないと思って生きていると思います。しかし、時と場合によってつい、やってしまうでしょう？　怒りが出たら怒りに負けて怒ってしまう。欲が出たら欲に負けて行動を起こしてしまう。どうしようもないのです。

しかし、人格が完成すると、「怒らない」のではなくて「怒れない」のです。悩めませんし、嫉妬できません。智慧があるので、何が起こっても真理に照らしてとらえられるようになり、とてもしっかりした状態で生きられるのです。

つまり、瞑想によって、不動の精神状態に達して、揺らぎなく安穏に生きることができるようになるのです。これは一時的な結果ではありません。心の問題が最終的に解決するのです。お釈迦さまの瞑想によって獲得した安穏は、誰にも破ることはできません。それぐらい厳密な心の科学なのです。

なぜ人生がうまくいかないのか

「心」とは何でしょうか。

「心」というものは我々が思うほど、理解しにくいものでも不可思議なものでも、隠れているものでもありません。人間には「身体」という物体と「心」という精神的なエネルギーがあります。

「身体」は機械のようなもので、いわば道具です。「心」という精神的なエネルギーが「身体」を動かしているのだと考えればよいと思います。

「楽しみたいなあ」と「心」が思います。そうすると、「どういうふうに楽しめばよいか」とまた「心」が考えるのです。そして「心」が考えた楽しむための手段を、「身体」という道具を使って実現するのです。

たとえば、音楽を聴いてちょっと楽しみたいなと「心」が思ったら、「身体」はＣＤを持ってきて、コンセントを入れて、スイッチを押します。音という物質が「身体（耳）」に触れると、「心」は喜びを感じるものです。

「心」というのはいろいろな機能があるものです。歩いたり座ったりするのも「心」の仕業です。眠くなったりもしますし、ごはんを食べたくなったりもします。ごはんを食べたいにしても、肉のほうがいいやと思ったり、肉にしても、今日は牛肉がよくて、鶏肉は嫌だと思ったりします。どうしてそう思うのか、自分に聞きたいくらいです。どんな肉でもいいじゃないかと言いたいですが、そうはいかないですね。どんなものでもいいどころか、牛肉を韓国風に焼肉で食べたいとか、日本風にしゃぶしゃぶでとか、いろいろ細かな注文までつけてしまいます。

こんなふうに、「心」というのは勝手気ままに動き回り、とらえにくい、定義しにくいものにも見えます。基本的には誰でも、「楽しく失敗せず幸福に生きたい」という希望があります。しかし、物事は希望通りにはいきません。その理由は、命を司る心が勝手気ままに動き回るからです。希望に向かって一直線に進むことが、心にはできません。身体に触れる情報に瞬時に反応して、心が常に揺らぐのです。「幸福になりたい」という目的をすぐ忘れて、そのとき起きた感情に誘惑されて、別な方向へ働くのです。

おもしろいのは、心こそが自分自身なのに、その心の管理ができないことです。物質には物質の法則があります。科学者は物質の法則を理解しているので、物質を自分の希望通りに変化させる能力を持っています。それによって現代に生きる我々は、楽な生活をしているのです。

心には心の法則があります。物質の影響を受けますが、心の法則は物質の法則と違います。もし、心の法則をわかって、清らかな心になるように心を育てて、入れ替えることができれば、人々が切望する幸福に達することができます。ブッダの瞑想法とは、その心を育てる実践方法なのです。

人生を操る「心」の大切さ

「心」をひと言で定義するなら「外の世界を認識する機能」と言ってもいいかと思います。外の世界を認識し、「身体」という道具を使って行動に移します。

「身体」という物体は、物体という意味では、机や椅子と同じようなものですが「心」というエネルギーがあるからこそ外の世界を認識し、「身体」のことも認識し、動くのです。「心」がなければ「身体」はただの遺体で、腐ってしまうほかありません。

たとえば、ケガをすれば自然に治る（身体が自分で治す）ように見えますが、本当に「心」が混乱している場合は、キズもなかなか治りません。「身体」のこともほとんど、「心」がコントロールしているのです。

このように「身体」はあくまでも道具にすぎませんから、あまり過剰に考えないほうがいいのです。

皆さんが間違っているのは、「身体」ばかりを大事に考えて、肉体のお世話ばかりしていることです。あべこべなのです。人生がうまくいかないのはそのせいです。

精神的なところをしっかり鍛えておけば、「身体」など、どうということもなくなります。

いくら面倒をみても、「身体」は年をとるにつれて壊れてしまいます。しかも、「心」を育てていないので、年をとることをものすごく嫌がるのです。楽しみたかったのにできなかった、いろいろなことをやりたいと思っていたのに、なんで病気になってしまったのかと悔やむのです。

やりたいことは早くやってしまえばいいのに、それをやらずに「心」が悩むのです。「心」が育っていれば、そんな問題はすべて解決します。

よーく客観的に考えてみてください。

「身体」という物体は、「心」が動かしています。つまり「心」がすべての支配者なのに、「心」は未熟なままで、皆さんは育てようとしたこともないのではないでしょうか。運転を習ったことのない人を、専属ドライバーとして雇っているようなものです。

私たちの人生が成功するのも失敗するのも、鍵を握るのはすべて「心」です。ものすごく悲しいこともうれしいことも、「心」が起こすことなのです。「心」さえ豊かであるならば、「心」さえ満たされているならば、人間には何の問題もありません。常に幸せを感じていられます。

「心」はトレーニングで鍛えられる

皆さんは体力がないと思えば、ちゃんと科学的に身体を動かして、運動して、体力をつけるでしょう。

ただやみくもに身体を動かしても、体力はつきません。足を丈夫にしたいのに、いくら腕立て伏せをしても効果がありませんし、大胸筋を鍛えたいのに一生懸命ルームランナーで走ってみても意味がありません。

体重を減らしたいといって、やみくもに節食してもなかなか体重は減りません。体重を減らしたいなら、きちんとした科学的なプログラムにのっとって、そのプロセスを継続しなければうまくいきません。

心も同じなのです。ある決まり、法則があって、それにのっとって育てなければうまくいきません。

それはあくまでも「科学的」な方法であって、宗教ではないということだけは覚えておいてください。

神秘的なものでもない、非論理的なものでもない、ただスポーツジムに行ってトレーニングして体力をつけるのと同じように、精神力を育てるのです。心の筋力トレーニングです。その方法というのが瞑想です。

瞑想法は大きく分けて2種類ある

瞑想にはいろいろな方法がありますが、この本では、ブッダが推薦している瞑想法を2つ、紹介したいと思います。

具体的な2つの瞑想の説明に入る前に、一般的に「瞑想」と呼ばれているものについて少しお話ししておきましょう。

瞑想には、「サマタ瞑想」と「ヴィパッサナー瞑想」の2つがあります。この本では主に「ヴィパッサナー瞑想」をご紹介しますが、一般的に「瞑想」と呼ばれているのはサマタ瞑想です。「サマタ」とは「落ち着く」という意味で、落ち着いた静かな心、集中力のある心、仏教の言葉でサマーディ（禅定）を作る瞑想法です。

心が落ち着くとα波という脳波が出ます。いろいろ心配事があったりイライラしたりしているときには、β波という脳波が出ています。

β波が出ているときには、仕事や勉強の能率もダウンします。α波が出ているときは、雑念がなく、何かに高度に集中し、心はリラックスして落ち着いています。勘が冴え、想像力や記憶力もバツグンの状態になっています。身体中の細胞がいきいきし、免疫力もアップします。

心が落ち着いて統一されα波が出ている状態では、勉強や仕事の効率もぐんと上がります。

この落ち着いた状態、サマーディ（禅定）状態を整えたうえで、「ヴィパッサナー瞑想」に入ります。「ヴィパッサナー」とは「明確に見る」という意味で、今自分に起こっていることをありのままに観察する瞑想法です。

「ヴィパッサナー瞑想」の具体的な説明は、第4部でします。ここではまず、ヴィパッサナー瞑想は、サマーディ（禅定）状態を前提とする瞑想だということを覚えておいてください。

Column 1

心を深く落ち着かせるには？

サマタ瞑想にはいろいろな方法があります。ヨガもそのひとつですし、仏教にもさまざまなサマタ瞑想があり、その数は約40種類もあります。この本でご紹介する「慈悲の瞑想（慈しみの瞑想）」もサマタ瞑想のひとつです。

日本の禅寺で行なわれている禅のみならず、念仏もそうです。きれいな声できちんと決まったやり方で念仏を唱えると、心が落ち着いて、とても気持ちよくなります。

宗教に関係なくても、たとえば落ち着くために音楽を聴いたりすることがありますね。メディテーションミュージックというCDもあります。これを聴いて落ち着く人もいると思います。

また踊りで落ち着くという人、登山で落ち着くという人もあり、これらも一種のサマタ瞑想といえます。

つまり心が深く落ち着いて統一されれば、どういう方法でもいいのです。自分に合った方法でいいのです。

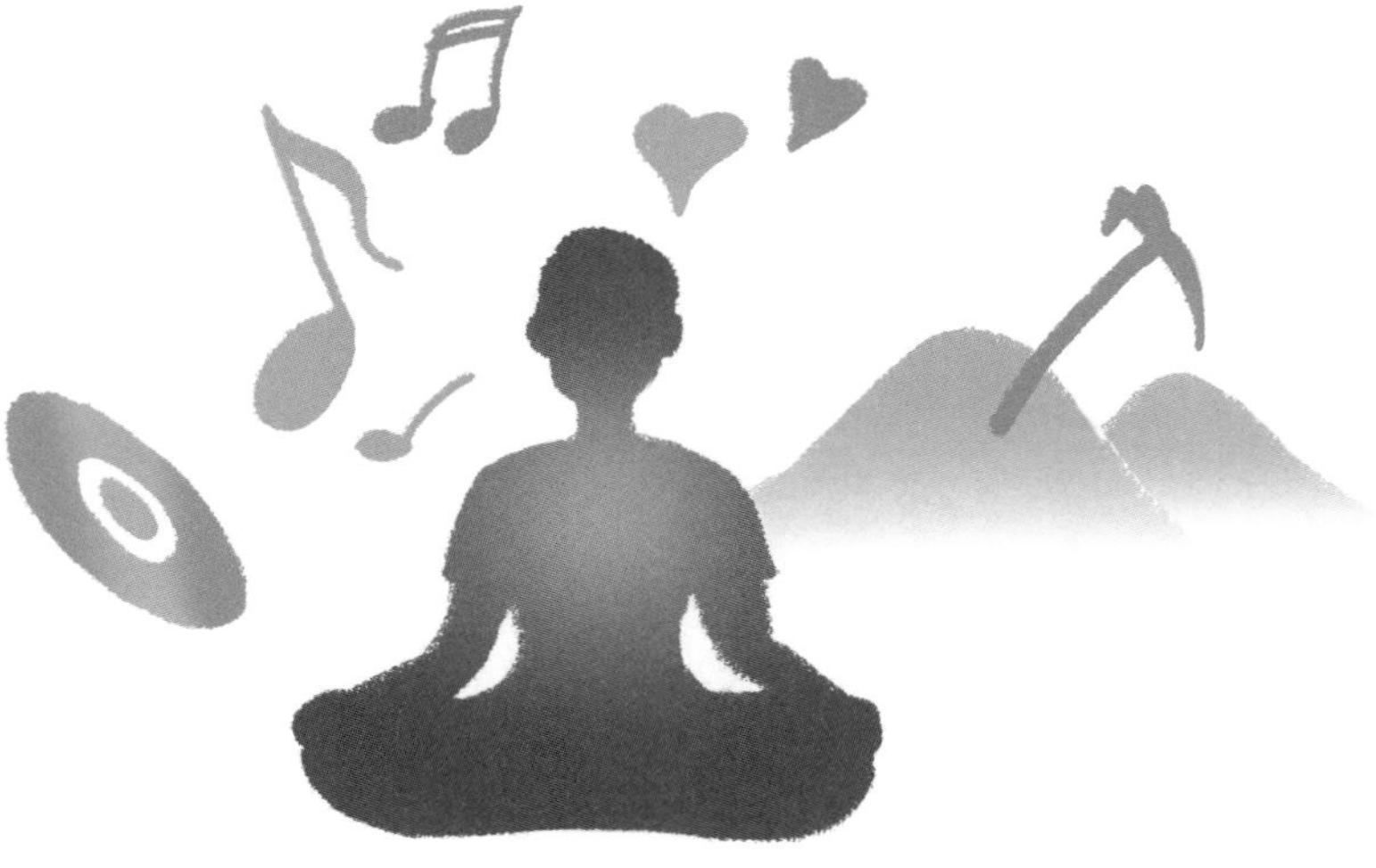

ストレスや悩みからの解放

この本でご紹介するのはブッダが推薦する瞑想法だとお話ししました。ブッダをご存じない方のために簡単に解説させていただきますと、ブッダは約2650年前、西暦紀元前6世紀頃、インド北部のコーサラ国サーキャ州の王家に生まれた王子です。民族的には釈迦族です。

結婚をして子どももでき、幸せの絶頂期と思える29歳のとき、出家をしました。そして6年間苦行し、あらゆる瞑想法にトライしましたが、いわゆる「悟り」は開けませんでした。

その後、修行する人が悟れない原因を観察し、「中道」という確実に悟れる方法を発見したのです。この「悟り」を開くにいたった瞑想法というのが、ここに紹介する瞑想法です。ブッダが後の世まで名を残したのは悟りを開いたからです。

「悟り」という言葉を聞くと、何か宗教的なものと感じられるかもしれませんが、悟りとは「ストレスや悩みからの完全な解放」と考えていただければよいと思います。

ブッダはこの2つの瞑想法によって心を育てて、ストレスや悩みからの完全な解放、完全な心の安らぎを得たのです。

ブッダは神でもなければ精霊でもない、本人が何度も「自分はみんなと同じ人間ですよ」とおっしゃっていますから、人間が到達できる最高の安らぎを得たと考えていただければよいのではないでしょうか。

悟ってからもブッダは、毎日毎日よく頑張りましたよ。みんなにお話をして歩きました。ときどきは失敗もありましたし、病気になったこともあります。そして80歳で亡くなったのです。話を元に戻しますが、ブッダは心の問題を科学的に分析して、問題の解決策を示しています。「自分は救済者ではない、先生であるだけだ」ともおっしゃっています。心の問題を解決するのは、本人にしかできないということです。

大変なようですが、自分で「精神」を育てることはやりがいのあることです。ヘリで山頂に下ろしてもらうより、自分の足で山を登り山頂に到達するほうが気持ちいいですよね。カンニングで満点を取るより、自分でちゃんと勉強して満点を取るほうが気持ちいいのです。

精神の成長は、方法を間違わなければものすごく早くできるのです。そして心を満たしたら、身体はただの道具ですから、何もつまずくことはなくなってしまうのです。

PART 2

Cause of Suffering

第2部

苦しみの原因

なぜ、心は悩むのか？

不幸って何ですか?

皆さんには悩みがありますか?

「生きることは苦である」と言ったのはブッダです。しかし「苦」とは、「悩み」とは何でしょう。皆さんが持っている「悩み」「苦しみ」「不幸」の概念を、ここでちょっと見直してみましょう。

病気になった、収入がなくなった、期待していた通りに物事が運ばなかった、好きな人と離れてしまった、あるいは年をとること……これらを「不幸」と呼びますか? 「苦」あるいは自分の「悩み」だと言われますか?

これらは生きるうえでは当たり前のことで、もしかしたら避けられないかもしれません。年をとりいずれ死を迎えることは、誰にも避けられないことです。しかし、これらの事実自体が「不幸」なのでしょうか。

人生を歩むうちに当然起こるこれらの出来事そのものは、ちっとも「不幸」ではないと申し上げたら、皆さんは腹を立てられるでしょうか。

仕事がなくなれば探せばいいでしょうし、病気になれば治療すればいい、治らない病気の人は、残りの人生を明るく生きていればいいのではありませんか? でも、言うほど簡単にはいきませんね。

なぜなら、病気になれば、病気そのものよりも、精神が落ち込んでいくのです。すると病気はより悪くなり、さらに気持ちは沈んでいきます。人間関係でちょっとした失敗をして落ち込むと、輪をかけてさらに人間関係が悪くなります。

人間はごく普通の、当たり前の不幸に出合っても、その小さな不幸を、がん細胞のようにどんどん大きくしていくのです。不幸ががん細胞のように膨らめば膨らむほど、何とか幸せになりたい、何とか幸せになりたいとふんばる、不幸から抜け出そうと頑張る……それは悪循環なのです。

人間は、その悪循環の中で生きているのです。

悪循環を断ち切る

病気になること自体が不幸なのではありません。年をとること自体が不幸なのではありません。

問題は我々の心の状態なのです。何かあると落ち込んでしまう心の問題なのです。落ち込んだ気持ち、悩んでいる心、暗い気持ちでふんばると、さらに失敗するのです。

生きていれば当然、年もとるし病気にもなります。いつかは死ななければなりません。そのとき、心の管理ができていないから、悪循環にはまり込むのです。悪循環にはめたのは誰かといえば、自分なのです。

では、幸せになるためにはどうすればいいかというと、悪循環を断ち切ることです。不幸な出来事に出合っても落ち込まないこと、幸福な出来事に出合っても舞い上がらないことです。

そうはいいますが、我々人間にはそう簡単に、心の自己管理はできません。人に叱られたり悪口を言われたりいやみを言われたら、すぐに嫌な気分になります。暗くなります。逆にほめられたり、自分の努力したことがうまくいったりすると、明るくなって楽しくなって、舞い上がってしまいます。そうなると、他人に支配されたりだまされたりします。

心は、情報が入り次第、変化してしまうのです。外の世界から入る情報にあっという間に左右され、自己管理することができません。

このようなことをまとめて「心が弱い」といいます。

「心を育てる」とは、心がいろいろな情報に左右されないように鍛えることです。強い心を持てば、「不幸な出来事」に出合っても心乱されることなく、安らかな、幸せな気持ちを保つことができます。

瞑想実践によって心を育てることで、このうえない安らぎが得られるのです。

心は大変複雑なので、ちょっと時間がかかるかもしれませんが、きちんとやれば2～3週間で心はしっかりしてくると思います。

ありのままを認めれば、苦しみはなくなる

ところで、「苦しみ」の原因は、仏教では「渇愛」であるといいます。渇いている状態、つ

まり現在の状態を不足と思い、不満を感じ、まだまだ欲しいと思う状態です。

この渇愛を完全に取り除くには、ひとつ条件が必要です。それは「智慧」です。仏教でいう「智慧」は、一般的に使われる「知恵」という言葉よりもう少し深い意味を持っています。仏教の「智慧」は「ありのままを知る能力」を指しています。

なんだ、そんなことかと思われるでしょうか?

しかし、人間はどれほど物事をありのままに見ていないことでしょうか。いつでも「こうあってほしい」というフィルターを通して見ているのです。嫌いだと思ったらなんでも悪く見えます。好きなものはなんでもすばらしく見えます。

「ありのまま」でなく「我がまま」に見ているのです。「あってほしいまま」に見ようとしているのです。

生命は、自分が一番偉いと思っています。人間は、人間が一番偉いと思っているのです。高層ビルも飛行機も宇宙船も、なんでも作ってきた人間は偉いと思っているのです。

でも、他の生命に聞いてみてください。「人間は服を着なければ生きていられないでしょう。私たちは服を着なくても、元気に生きていられます」と言うことでしょう。さまざまな困難な事態に出合っても、動物たちはしっかり生きていきます。ちょっとしたことで不幸になって死んでしまうのは、人間なのです。

それなのに人間は、自分たちが一番偉いと思っているのです。ありのままに見ていないのです。自分の欲のまま、我がままで見ているのです。

世間では、幼い子どもが連れ去られて殺されるといった悲惨な事件が起こります。あるいは水辺や山などで、ちょっと遊びに行ったところでまだ小さい子が足を取られて命を落としてしまうこともあります。そういうときの親の悲しみ、混乱はいかばかりかと胸が痛む思いです。

しかし、命が簡単になくなってしまうということは、真理です。悲惨な事件や事故は、ありえないことではないのです。私が言いたいのは、もしその母親が真理を悟っていたならば、動じることなく、心は平安な状態のままでいられただろうということです。

もちろん、そんな場面で平安を保つのは、世間の常識からすれば無理な話です。しかし、仏教では、物事には原因があり、たとえ偶然といっても、ちゃんとした因果関係があって起きたことで、不思議なことが起きたわけではない、とみます。

そこでたとえば、これは誰かご先祖様の怨念ではないかなどと言い訳を探すと、事実から逃げてしまうことになります。

あなたが今、ちょっとジュースを買ってこようと道路に出たところで、もう二度と帰ってこられない可能性もあります。車にひかれて死んでしまうこともありえないことではありません。一瞬先のことはわからない、それは科学的な事実なのです。

昔、地球が太陽のまわりを回っているのだと言った人は殺されました。当時の人間は、事実を認めたくなかったのです。

そういう出来事を、今私たちは笑っているのですが、笑っている場合ではありませんよ。私たちは今も同じようなことをやっています。これからもそんなことをやっていくのです。懲りずに心は事実を否定していくのです。

心が軽いと生きやすくなる

事実を否定すると、苦しみが生まれます。

「私にはお金がある」と思っている人がいるとします。これからもずっと金持ちでいられると思っていたら、どうなるでしょうか。一瞬先はわからないというのが事実なのです。

たとえば株でお金を大損して、持っていたお金がすべてなくなってしまったらどうなりますか。事実を否定する人は、心臓発作を起こして死んでしまうことでしょう。事実を認める人は「ああ、そうか」と何も動じることはありません。

私たちに悩み、苦しみ、精神的な問題が生まれるのは、私たちが自然の法則に逆らっているからです。

みんな死ぬのです。消えるものは消えるのです。若さも、毎日、毎瞬、毎瞬、消えていきます。すべては電気の流れ、光の流れと同じです。光をつかまえられますか。つかまえられませんね。ありのままに物事を見ることを「智慧」といい、智慧が現れると同時に、心の悪循環、渇愛状態が壊れます。

その状態に到達した人は、空気のように、悩み苦しみに翻弄されることなく、あるいは舞い上がることなく生きていられます。

この本で紹介する瞑想法は、苦しみを抜本的に取り除く治療法なのです。難しい方法ではありません。時間がないからできない、というものでもありません。そしてこれは、ブッダの瞑想法ですが、仏教の知識は必要ありません。知識をたたき込んでいると、逆にうまくいかない可能性があります。「ブッダって誰？　どんな人？」と、ブッダのことをさっぱりわからなくてもかまいません。誰にでもできる方法で、実践すれば日々心が軽くなり、より生きやすくなったと実感できるのではないでしょうか。

さてこれまで、私たちのストレス、苦しみの抜本的な原因は「ありのままに物事を見ていないこと」だとお話ししてきましたが、心の目を曇らせるのは、さまざまな暗い思考です。心の健康状態を悪くする暗い思考を４つほど説明してから、次の瞑想実践に入りたいと思います。

これらの暗い思考にむしばまれた心は、ストレスや苦しみの悪循環を増長させます。瞑想によって、心の健康を取り戻していただきたいと思います。

Column 2

智慧は「現れる」？

仏教では「智慧」は「生まれる」ではなく「現れる」といいます。心を覆っている汚れを完全に取り除いた状態を「智慧」というからです。

何か新しいものが「生まれて」きたならば、それはやがて「消えて」いかなくてはなりませんが、心が本来の状態に戻ることを「智慧」というので、現れた智慧が「消えていく」という概念は成り立ちません。

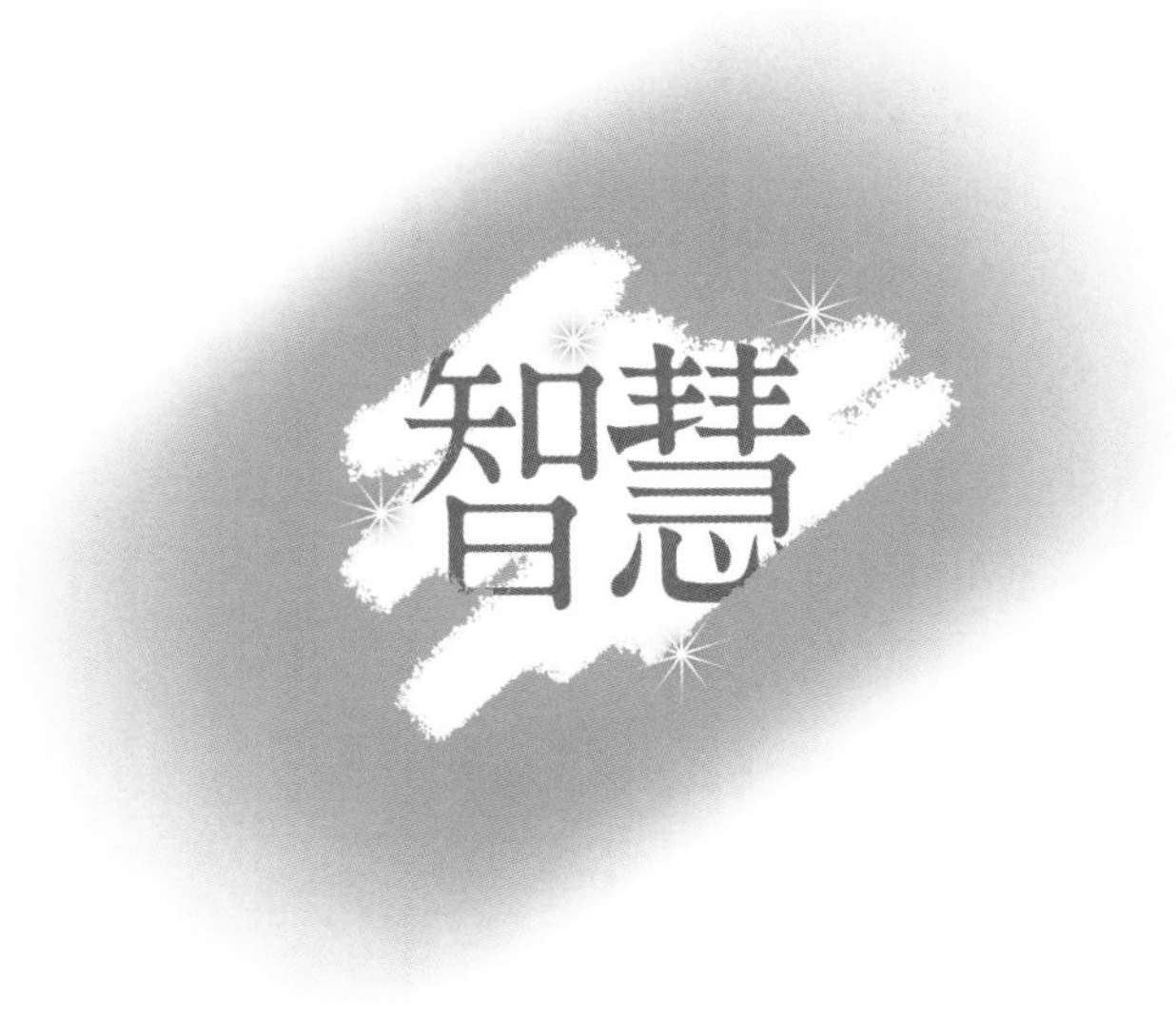

暗い思考　①怒り

「怒り」というのは、ひとつの精神的な病気です。いわゆる「怒り」という言葉より、もう少し広く意味をとらえてほしいのですが、しょっちゅう腹が立つ人、物事をおもしろく見ることができない人、何にでも拒否感を持ってしまう人は、この「怒り」という暗い思考にむしばまれている可能性があります。

たとえば、いろいろ資料を集めて研究レポートを書かなければならないときに、集めた本がおもしろくない、文体が気に入らない、本の色までよくないと、とにかく文句を言うのです。怒ってばかりで、レポートはまったく書けません。

隣の部屋がうるさいと怒ります。では、隣の部屋の人に文句を言えば解決するでしょうか。今度は自分の部屋の冷房の音がうるさい、メーカーに文句を言えと怒り出すのです。次には壁の色が気に入らない、この部屋は狭すぎてダメだ……ダメだダメだと、いったいどこまで言い続ければ、その人は落ち着くのでしょうか。

都会はうるさいと田舎に移り住んだら、きっと、虫の声がうるさい、朝は早くから鳥の声がうるさいと文句を言うに違いありません。

なんでもおもしろくないと思ってしまう人、それは、怒るあなたが悪いのです。相手が悪いわけではないのです。

あなたのお金を人がだまして持っていったので怒っているとしても、悪いのは、簡単にだまされたあなただと、私は思います。

怒りとは何でしょうか。

私たちの心は「長生きしたい」と思っています。「死にたくない」と思う気持ちがあまりに強いので、心にストレスがたまっていつも脅えているのです。そして、自分の生命を邪魔されるのではないかと、他の生命や環境に対して拒否感を持って攻撃します。攻撃すると、相手からも攻撃されます。

自分が生きたい、幸せになりたいとばかり思って、他人と環境を敵に回すと、相手もこちらを敵としてとらえてしまいますから、さらにこちらも攻撃を強めることになるのです。

この「怒り」の悪循環にはまることほど、恐ろしいことはありません。怒りの自己発火現象です。

怒ると、心が病気になって、次には脳が病気になり、身体が病気になります。怒りっぽい人というのは、ものすごくがんになりやすいのです。長生きしたかった人が、怒りに引っ張られて、短命になる道を歩むことになります。

ときどき人が親切に「それは身体によくないから、食べないほうがいいですよ」と私に言ってくれることがあります。「なぜ？」と聞くと「がんになります」と言うのです。私は「それなら、あなたはがんになるかもしれませんが、私はなりません」と答えます。

なぜかというと、私はおもしろがって食べているからです。食べものについてあまりに神経質な人は、食べものに対して最初から「怒っている」ようなものです。おもしろがれないのです。

これを食べればがんになる、これを食べればどうなる、といちいち言っていたら、食べるものは何もなくなってしまいますよ。

私もなんでもいいとは思いません。できるだけ自然な方法で育てたものを食べたいと思います。なぜなら、自然に育てたものはやっぱりおいしいからです。ハウス栽培のイチゴや野菜は、果物や野菜の独特の香りがしません。イチゴが「私はおいしいよ」と言ってくれないのです。

だから正直に言うと、自然に育てられたものを食べたいなあとは思っていますが、そんな我がままは通じません。ハウス栽培で作られたものを食べなくてはいけないのです。それを嫌な気持ちで食べると怒りといっしょに食べたことになります。その食べ物は身体に悪影響を与えます。ですから、食べるものはおいしいと感じつつ、おもしろがって明るく食べればよいのです。

怒りたくなったときには、瞬時に「怒らないように頑張っている自分」をほめてあげてみてください。ほめるとまた、やる気になります。

あるいは「怒り」と逆の思考、他人に対する思いやり、やさしさで「怒り」を相殺するのです。

一番よいのは、怒りを管理しておくことです。怒らないようにすることです。怒りは「自己発火する不幸の原因」だと覚えておけばおさまると思います。

口に出さない、ということだけではありません。怒りを口に出さなくても、心が怒っていれば、とっくに怒りに感染しているのです。心に怒りを抱いただけで、自己破壊の道を進んでいるのです。

世間でよく言われるでしょう？　笑えば病気が治りますと。笑うことは、病気の治療法のひとつで、怒りをおさめる方法です。

暗い思考　②嫉妬

2つ目の暗い思考は「嫉妬」です。嫉妬というのは、相手のことを認めない気持ちです。相手がきれいだと嫉妬し、商売がうまくいっていると嫉妬します。

嫉妬する気持ちが起こった瞬間に、その人は自分を否定しています。相手の美徳をねたむ「嫉妬」というのは、結局自己否定で、極端な悲観主義なのです。

極端な悲観主義者が、健康でいられると思いますか？

どうして自分と他人を比べるのでしょう。ばかばかしいではありませんか。世の中にいったい、どのくらい人がいることでしょう。それをいちいち比べてどうなることでしょう。

自分より高価な服を着ている人を、「あの人は見栄っ張りでブランド志向で、この前は500万円の服を着ていた」と、友達といっしょにけなすのです。私はそういう話を小耳にはさむと、心から出家してよかったと思います。そんな話に加わらなくてすみますからね。

皆さんも、人の嫉妬の話に引き込まれることがあると思いますが、加わって自分にも嫉妬の心が生まれて心を毒されると、あなたの幸せが壊れてしまいます。そこは智慧で乗り切ってほしいのです。

世の中にはいろいろな嫉妬があって、子どもたちが父親とばかり遊んで、自分のところに来ないことに嫉妬する母親もいますね。

先日ある若い夫婦を見たのですが、小さい女の子が、がっしりとしたお父さんの身体に、乗ったりまとわりついたりして遊んでいましたが、お母さんのほうへは行かないのですね。お兄ちゃんはべったりというほどではないけど、やはり父親の横にいる。それでお母さんの顔を見ると、「ああ楽だ」という顔をしてニコニコしているのです。

それを見て、この4人はすごく幸せに、仲よく楽しく生きているのだなあと思いました。

ここにちょっとでも嫉妬が生まれたりすると、その幸せはたちまち壊れてしまうでしょうね。私たちはどんな場合でも、嫉妬してはいけないのです。自分の幸せがなくなってしまうのです。この世に似ている人はひとりもいません。したがって、他人と比べるのは、とてつもなく無智なことなのです。

自分は自分で他人は他人と思えば、嫉妬はおさまると思います。

暗い思考　③ケチ

3つ目は、ケチというか心配性というか、自分の持ちもの、財産がなくなったらどうしようと心配ばかりしている人です。

財布のひもがすごくかたく、誰にも何もあげません。誰も助けてあげません。とにかく人に協力するのが嫌なのです。何か協力すると、自分が損したような気がするのです。

「友達の結婚式があるんだけど、ネックレスがないので何かいいものを持っていたら貸してくれない？」と頼まれたら、本当はイヤリングとセットのものなのに、ネックレスだけ貸してあげるような人。

「これはセットだから、セットで使ったほうがきれいよ」と両方貸してあげたほうがいいに決まっているのにケチってしまいます。

些細な話に思えるかもしれませんが、人に何かをあげることをものすごく惜しいと思う、人に協力することを極端に嫌がる、この「ケチ」な思考は、精神的には大変な重病です。

友達が来て料理を作るとき、「いつもならお肉は100グラムですむんだけど、今日は8人来るから800グラム買わなくちゃいけないわ。私の8日分だわ」と考える。店に行くと、「昨日は3割引で売っていたのに、今日は特売がないなんてついてないわ」と思う……。

ケチな人は他人との関係を拒否していることになるのです。しかしこの世では、他人との関係なくして生きていられません。

人と関係する行為を拒否するたびに、ケチな人は苦しい思いをするのです。自分を痛めつけているのです。やがて、誰にも助けてもらえない、みじめで孤独な人間になってしまいます。

明るい人なら「今日は友達が来るから、奮発していい肉、買っちゃおう！」と、思いっきり楽しんでしまうのです。

人の役に立つことが何よりも幸せだということに気づいてください。そうすれば、協力してあげた相手の喜び、安らぎも自分のものになるので、自分も相手よりさらに、楽しみ、安らぎを感じます。

暗い思考 ④後悔

「後悔」も、大変悲観的な思考です。

何か悪いことをしたり、失敗をしても、普通は時間が過ぎれば忘れてしまうものです。しかし、後悔ばかりする人というのは、何度も思い出すのです。思い出すたびに、失敗したときと同じ恥ずかしさ、悲しさに包まれるのです。

失敗は1度なのに、心は何度も失敗したのと同じダメージを受けます。

後悔するたびに、犯した罪が心の中で再現され、再現されるたびに罪は重くなることを覚えておいてください。

人をひとり殺した人は、後悔することで、百人、千人、一万人を殺したのと同じ罪の重さをかぶることもできるのです。明るい心が、後悔することで強烈にむしばまれていくことも確かです。

罪を犯さなかった人間は存在しません。ですから、後悔をよいことだと認めると、すべての人間がダメになってしまいます。しかも、実は無数の罪を犯しているのに、何か都合のいいひとつか2つだけを思い出して、悩んでいるのです。

ヒトラーが、かわいがっている猫を蹴ったことを後悔するようなものです。後悔したからといって、よい人間になれるわけではないのです。後悔によって、さらに非難の的にさらされます。後悔することを「格好いいこと」だと思っていませんか？ 後悔すれば他人は許してくれると思っているのではありませんか？ しかし事実は違います。他人から見れば、何の役にも立たない、ただの暗い人間です。

犯罪に手を染めた人が後悔するのを見て「よかった」と思う人は、憎しみにさいなまれ、苦しむ人です。

失敗したり、間違ったり、大規模な犯罪でなくとも罪を犯したときには、「私は愚かで、我がままで、自己主張が強くて、こんな悪いことをした」としっかり自分を見つめて、分析して、悪い部分を認めて、まわりの人にも言ったほうがよいのです。

そうすると、二度と同じあやまちを犯せなくなります。まわりの人たちや社会も、よい人間になってよかったなあと、やさしく見守ってくれます。

ここで説明したのは、「怒り」とそれに関連して現れる、悩みやストレスの原因だけです。それだけでも、どなたも身に覚えのある話だと思われるのではないでしょうか。

しかし実は「怒り」ばかりでなく、「欲」と「無智」のせいでも、悩みやストレスが生まれるのです。

「怒り」と同じく、この2つに関連しても、いろいろな種類に分かれて、悩みやストレス、苦悩を作りますが、説明が長くなるので省略します。

要は、人には、悩み、ストレス、苦悩の原因は無数にあるということです。ですから幸せでいられるということは、奇跡的な出来事です。

その場その場で苦しみを抑える応急手当はありますが、それで完全にうまくいくとは限りません。人の心はそれほど強くないのです。

ですから、２つの瞑想法を実践して、安定した強い心を手に入れれば、悩みの問題は解決すると思います。

PART 3

Love and Kindness Meditation

第3部

慈悲の瞑想

今からすぐに幸せになれるやさしさの瞑想法

慈悲の瞑想とは

とりあえず今の苦しみを和らげる

私たちにはいろいろなストレスや悩みがありますから、「ゆっくり心を育てて……」などと言っている余裕はありません。まず緊急措置をとって問題を解決する必要があります。

病気の治療に3年かかるとします。そうすると3年間は、まだ苦しみ続けなければなりません。それではつらいので、治療している間の苦しみを和らげるのが、この「慈悲の瞑想（慈しみの瞑想）」です。

心を完全に育てるまで悩む必要はないのです。最終的に心を治療するのは後で紹介する「ヴィパッサナー瞑想」です。

「慈悲の瞑想」はどんな悩み苦しみにも効く万能薬。やればすぐに結果が出ます。ですが、やめてしまうと結果もなくなる応急手当の瞑想法です。ですから、毎日、続けてやる必要があります。

タイトルの「慈悲の瞑想（慈しみの瞑想）」という言葉通り、やさしい気持ちを育てる瞑想法です。

主観には「我がまま」が入り込む

すべての生命は自分のことしか考えていません。よい・悪いではなく、自分のことしか知りません。人のことは知りません。自分の主観で物事を見ているのです。

自分の主観、自分の判断で行動すると、他人に迷惑をかけることが多々あります。他人に迷惑をかけると人間関係が壊れ、結局は自分のためになりません。自分の判断で、人のためにしたこと、親切のつもりでしたことが、相手にとってはとても気分の悪いことだったということがよくあるのです。結果は最悪です。

人はよく「思うようにいかない」と言います。「子どもが言うことを聞いてくれない」と言います。先生は「生徒が言うことを聞いてくれない」と言います。「子どものためを思って言っているのに」と言うのです。「子どものため」「部下のため」「友達のため」「同僚のため」……相手のためにと、自分が下した判断が、相手の気持ちとずれているのです。

自分の主観で物事を見る癖をちょっと修正しなければ、確実に悪い結果につながります。「我がまま」の心をちょっと直さなければなりません。

この「慈悲の瞑想」を実践すると、「我がまま」がどんどん消えてしまいます。人の気持ちがわかるようになってきます。そうすると人生はうまくいくのです。

なぜ「慈しみ」なの？

なぜ慈しみの気持ち、やさしい気持ちがそれほど重要なのでしょうか。

私たちが生きていくということは、生命との関わりなのです。石や砂や山との関わりではないのです。

私たちの身体の中にもいろいろな生命がいます。それがお互いに仲よく、協力し合って生きています。

それを殺すことを考えたのは西洋医学です。細菌を片っぱしから殺してやる、というやり方です。それではいずれ、自分も死んでしまいます。

正しく生きていれば、抗生物質を飲む必要はまったくありません。身体の中にいる細菌たちは、お互いに協力し合って実にうまくいくのです。

抗生物質を飲んで、悪玉だけが死ぬわけがないでしょう。身体を守ってくれる細菌まで片っぱしから死んでしまいます。そうすると細胞もガタガタガタガタと壊れてしまいます。

たとえば皆さんの皮膚はつやつやとして美しいでしょう。その美しい皮膚を守っているのは誰だと思いますか。微生物なのです。皮膚の上に微生物が棲んでいるから皮膚が元気なのです。

試しに何か強力な殺菌剤を毎日皮膚の上に塗ってみてください。皮膚はぜんぶ壊れてしまいます。

命というのは、お互いの協力によって成り立っています。

我々が食べるものは何ですか？　食べるものも命です。石や砂や土を食べて生活することはできません。命を持っていた物質でないと、身体の栄養になりません。

肉を食べても魚を食べても野菜を食べても、かつてあった命を食べているのです。鉄分が必要だからと、鉄のかたまりを食べても、身体に鉄分は吸収されません。鉄分を含んだ野菜やレバーなどを食べなければ栄養にはならないでしょう。

このようにすべての命は、あらゆる命の協力によって成り立っています。これを否定することほど愚かなことはありません。

誰もがやさしさを期待する

次にわかってほしいのは、命あるもののすべては、差別を嫌うということです。

自分の身体の中の細菌でも、差別すると嫌がるのです。攻撃してくるのです。犬でも猫でも、差別されると猛攻撃してきます。

どんな命も、他人にやさしさを期待します。自分自身の命の尊厳を大事にするのです。命の尊厳を侮辱されると、ものすごく凶暴になって攻撃するのです。

30年間いっしょに暮らした夫婦でも、もしだんなさんが奥さんのことを侮辱すれば、その関係はたちまち壊れてしまいます。その気持ちは、犬でも猫でも虫にでも同じようにあるのです。

皆さん、簡単にゴキブリを殺すでしょう。ゴキブリは命を守るために必死で逃げるでしょう。

皆さんは、自分だけが生きていればいいと、他の命なんか構わず殺すでしょう。

命のネットワークというのはそう簡単ではないのです。人間だけが偉いわけではないのです。命というのはすべての命がひとつのネットワークで機能しているのです。ひとつでも壊してしまうと、自分との関係が壊れてしまいます。ものすごく大変なことなのに、皆、わかっていません。

とくに現代、私たちは西洋的な教育を受けて、西洋的な価値観で生きていますから、殺すことは正しいことだと思ってしまっているのです。

白人たちは、最初は自分たちだけが優秀な人間だと言っていましたが、それではまずいということになり、人間全体に広げました。そして、人間は大事で他の生命は大事じゃないと、好き勝手に自然破壊したのです。

遊びで動物を殺しました。今日はちょっとつまらないから狩りにでも行こうと出かけ、動物を殺したのです。食べるためでもないのです。

鯨も昔は、ただ大きい魚を倒したと言っておもしろがって殺していたのに、鯨が減ってくると、今度は鯨を食べる人たちに文句を言うのです。

アフリカや南アメリカの森を壊しておいて、今度はその国民に、お前ら何で自然を守らないのかと文句を言うのです。

しかし、自分のことになると態度が変わります。

以前、イギリスの議会で狐狩りを禁止する法案を議論しているとき、法案反対派が強引に議会に乱入し、暴動を引き起こしたりしました。

自分たちだけは他の生命を殺してもいいという思考でしょう。そういう西洋的な価値観の中に私たちもいますから、今、苦しむことになったのです。

人間だけが偉いという考え方は、実に愚かな恐ろしい考え方です。まったく真理がなく、何の根拠も証拠もありません。

仏教では、すべての命はひとつのネットワークの中で、互いに関係し合って生きていると考えます。

他人の協力がないと一瞬たりとも生きていられないのです。協力を受けて生きているのですから、自分も協力しなければなりません。協力をやめた時点で、ネットワークからはじき出されてしまいます。

ですから、命の尊厳というものを大事にしなければなりません。

ゴキブリを見ても、ああ一生懸命生きている、仲間だなあと思ってもらいたいのです。仲間だと思った時点から、ゴキブリは攻撃しません。ゴキブリも遊んでくれますよ。自分もゴキブリを嫌でなくなります。

Column 3

いじめはなぜ起きる？

昨今、アイデンティティや自分らしさが叫ばれますが、この「自分らしさ」とは何なのでしょうか。

子どもたちは、我がままに自分勝手に生きることだと思い、親も自分の子どもだけがかわいいと思って、「我が家の王様、お姫様」として育てます。結果として、親は自分の子どもの奴隷になっているのです。

奴隷の身分で、ご主人様をしつけすることはできません。何か言えば子どもに逆襲され、子どもは我がまま奔放に生きることしか知らず、他人と調和して生きるものだという原則を知らぬまま育ちます。学校に入っても、自発的に他人に挨拶して友達を作らなくてはいけないということがわからず、いじめるかいじめられるかの、どちらかになってしまうのです。

親は心やさしく育てたつもりでしたがそれは錯覚で、子どもの将来を不幸にしただけです。このような親に育てられ、自分らしさを発揮しようとしても、他人をいじめることしかできないのです。

このような社会現象の根本的な問題は、人は互いに協力し合い、親切にし合って生きるものだという「事実」が身についていないことです。親も自分が知らないことを子どもに教えることはできません。

「慈しみ」の心は生きている人にとって、絶対に必要なことなのです。

子どもは子どもなりに、他人にやさしくすれば、他人からもやさしくしてもらえるものだとわかれば、いじめはなくなるのです。子どもの喧嘩はなくなりませんけれど。

やさしい心は人に好かれる

「慈悲の瞑想（慈しみの瞑想）」を実践すると、慈しみの心、やさしい心が育ってきます。そうすると、毎日トラブルがなくなります。人間関係もスムーズになります。失敗がなくなり、人からは好かれるようになり、外からの攻撃もなくなります。

どれも人生に欲しいものではありませんか？　これらが簡単に手に入ることに驚かれると思います。

このような結果が生じてくると、気持ちが落ち着いてきますから、すごく穏やかに、ニコニコと生活できるのです。

すると、悩み、悲しみ、落ち込みがなくなり、常に明るく生きていられます。そして自分に自信がついてきます。前述した悪循環の反対、善循環が始まるのです。

人間には「自信」がありません。コンプレックスを持っていない人間というのはひとりもいないのです。

仏教の視点から見ると、人間は皆、精神的には病んでいる病人です。この慈悲の瞑想によって、健康な精神が育まれます。

Column 4

慈しみの心の作用

慈しみ（慈悲）の作用というのは、ものすごいものです。人間関係もスムーズになりますが、言葉の通じない動物や植物にも、慈しみの気持ちはしっかりと届きます。

私には、かつてスリランカで大の仲よしの魚がいました。私が行くとすぐにわかるらしく、とても喜んでドカーンと飛びあがり、池の外に落ちてしまうほどでした。また、犬にプレゼントをもらったことや（骨付き肉の切れはしでしたが）、眠りに入るところを猫に見守られたこともあります。こちらの慈しみの気持ちがわかるので、相手も喜んでこちらを慈しんでくれようとするのです。

とくに植物は、慈しみの気持ちですごく元気になります。慈悲心のある人が植物を育てると、木がすくすく成長し、実は栄養でいっぱいになります。スリランカのお寺で、もう実らなくなった老木が切られそうになったとき、何とか切らないでおいてほしいとの想いから、「年だから、やれといってもできないでしょうねえ」と心配して木に語りかけたら、３日もたたないうちに花が咲いて、実がなったこともありました。おかげで切られずにすみました。

慈しみがあると、そのように植物まで反応して応えようとしてくれます。それがわかると、ものすごく感謝の気持ちが生まれてきます。ぜひ、慈しみを実践して生活してみてください。

心の病と身体の病

心の病がなくなると、身体の病も和らぎます。

瞑想によって、完全に身体の病がなくなるということはありませんが、一般的な人間の病の80%程度は、軽減されます。

肉体というのは、たとえば食べたものが身体に合わず、おなかを壊すといった物理的な病気はなかなか避けられません。また、満員電車に乗ってハイヒールの女性に足を踏まれたとか、日曜大工をしていて、釘を打つべきハンマーで自分の指を打ってしまったとか、そういう事故というのはありますから、瞑想したからといって身体に何の問題もない、ということにはなりません。

しかし、病気は普通よりずいぶん早く治ります。少々驚かれるくらいのスピードで治ります。私たちはときどき検査しますね。身体の調子が悪いからと、せっかく病院に行ってもひどい目に遭わされることがあります。あちらもこちらも検査して、さんざん検査しても悪いところが見つからない場合があるでしょう？　最悪です。余計に調子が悪くなります。

もしも私たちの心が「慈しみ」の気持ちに満たされていれば、検査する前に医者にわかってしまいます。医者が「こうだろう」と推測して、その検査だけすると見事に当たるのです。そして、その治療だけすれば簡単に治ります。

どうしてそんなことになるかって？

私たちは、精神がしっかりしていませんから、病気がひどく複雑になるのです。たとえば、おなかの調子が悪いだけなのに、心が落ち込んで心臓も悪くなってくるわ、胃も痛くなってくるわ、腎臓もおかしな状況になってくるわ……それで医者はわからなくなって、腎臓もチェックしよう、胃もチェックしよう、神経もチェックしよう、脳細胞もチェックしよう……あらゆることをチェックしなくてはいけなくなってくるのです。

慈しみの心がある人は「おなかの調子が悪いだけですよ」と言うのです。そうすると腎臓をいじることも肝臓をいじることもなく、ポイントを絞って治療できます。ですから治療はものすごく早いのです。

「慈しみ」は自分を守る

私たちはいろいろな神様にお祈りしますね。でも聞いてくださったことがありますか？守ってもらった経験がありますか？

もし、お祈りしてやってもらえるというならすごく便利です。なぜってそれほど高くないでしょ？　１００円かそこらで願いごとを聞いてもらえるなら安いものです。でも神様は聞いてくれません。

いくら合格祈願に絵馬を書いて置いてきても、勉強しなければ合格しません。効き目はないのです。ないのに人間はお祈りします。それは精神が不安定だからです。何か目に見えないものにでもすがって安心したいのです。

しかし、慈しみの気持ちがあれば、お祈りする必要もありません。慈しみの気持ちは、自分を守ります。あえて言えば、神々が向こうから寄ってきて守ってくれるとでもいいましょうか。常に守られた状態、SPがいっぱいついた状態で生きていられます。また、思いもかけないことが起こってくるはずです。慈しみの心が育てば、普通の人間にない優れた能力が身につくからです。とにかく、いいことずくめです。

やさしさの応酬で笑顔の関係を作る

他人に無制限にやさしい気持ちを育てる。これが慈悲の瞑想（慈しみの瞑想）の狙いです。他人に無制限にやさしさを持てるようになると、他人からもやさしさが返ってきます。

人に対して怒ったら、相手も怒りで反応するでしょう？　殴ったら殴り返されます。自分が何も悪いことをしていないのに、みんなが私にひどいことをすると平気で言いますが、それは嘘なのです。自分から嫌な波動を出している、だから攻撃されているのです。

やさしい波動を出した途端、攻撃もぜんぶなくなります。人間関係というのはそういうものです。

道ですれ違いざまにぶつかった人がギロッとにらみつけてきたら、ムカッとしますが、「あ、ごめんなさい」と言われれば「ごめんなさい」と笑顔を返したくなるではありませんか。

そこで、まず自分が、他の命あるものたちに無制限のやさしさを育てるのです。これはいくらでもできますね。自分の心のことですから。

醜い我がまま、我執というのでしょうか、その間違った心を書き換えるのです。この慈悲の瞑想によって、自分の人格は正しい人格に改良されるのだとよく理解して行なってください。

Column 5

布施（ダーナ）という慈しみ

自我を薄くするプラクティスとして、「慈悲の瞑想（慈しみの瞑想）」や善行為のほかに「布施」も挙げることができます。

以前、NHKの番組で取り上げていましたが、タイの大きなお祭りで、ある女性が大金を寄付していました。その女性は1年間、水商売もして、一生懸命、朝も夜も働いて、現地ではかなりの大金といわれる額を貯めたのです。それをぜんぶ、トラックいっぱいの品物、冷蔵庫などの電化製品にしてお寺に寄付してしまいました。番組スタッフは理解に苦しんで「あなた、1円もなくなっちゃったでしょう?」と聞きます。するとその女性は「はい。この1年間、必死に働いたことがぜんぶ報われました」と、こぼれるような笑顔で答えたのです。

布施とは、執着を手放すことです。そのとき、心は大きな喜びで満たされるのです。布施することによって、「自我」という苦しみの元である錯覚が、薄まって薄まっていくのです。

実践 慈悲の瞑想をやってみよう！

やさしい心を育てる「慈悲の瞑想（慈しみの瞑想）」は、心の中で願いを込めるサマタ瞑想です。

願う言葉は〔3つのパート〕＋〔オプション〕から成り立っています。これらをひとつずつ説明していきましょう。

心の中で願いを込めてもいいですが、節をつけて歌っても、家族といっしょに唱えてもかまいません。

願いを込めるたびに自分の中にやさしい気持ちが生まれてきて、じわじわと幸せになっていく瞑想です。

慈しみの4つの土台

「慈しみ」をパーリ語でメッター（mettā）といいます。日本語では「信頼」とか「友情」という意味になります。お釈迦さまは、この「友情」という感情を、特別な意味で使って、実践するように言われました。

誰でもまず自分のことが先に気になります。周囲のことを思いやるという気持ちは、他者のことを優先しているように思うかもしれません。でも考えてみてください。まず、自分がいるからこそ、周囲との関係も発生してくるのではないですか。

ですから自分のことを先に気にするのが本来なのですが、肝心の自分が、自分にとって何が幸せなのかがよくわかっていないのです。それが問題なのです。

世界の幸せを願うことや、自分の具体的な望みなどはあとから出てくることです。まず先に「私が幸せになりたい」「私が、幸福で、平和で安穏でいられますように」という基本的な気持ちを育てていただきたいのです。この基本的な気持ちがあると、人は悪いことをしなくなります。我々の心の基本的なプログラムとして、「私が幸せであること」が、いちばん大事なのです。そう覚えてください。

仏教は本来「無我」「自分というものはない」を説く教えなのに、「私が幸せになりたい」と、まず第一に「私が」から始めるのは変だと思うでしょうか？　しかし、人間の心には、「私！」「私がある」と思ってしまう錯覚がはじめからそなわっています。ですから「慈悲の瞑想」や善行為などによって、少しずつそれを薄くしていく必要があるのです。実態に即して、まず最初は「私が」という、本来の心の働きの部分から始めます。これは、自我を薄皮をはぐように薄くしていくプラクティスなのです。

自分の幸せとは何でしょうか？　自分の幸せとは次の4つの土台で成り立っているのです。

❶自分が幸せであること。
❷自分の心に安穏があること。平和があること。
❸自分の心が安らぎを感じていること。
❹自分の心が常に喜んでいること。

そして、これらのことは次の４つの思いで成り立っているのです。

❶自分はみんなと仲よくしたい。
❷自分には、苦しみ、悩みがいらない。
❸自分の心に安らぎがあってほしい。
❹自分の心が喜びを感じていたい。

この４つが自分の幸せの基本です。この４つを自分の心に言い聞かせてあげてください。他のことはそんなに関係のないことです。４つの土台を作るために、自分の心を、自分で育ててほしいのです。

私の幸せを願う～自分が大事だということを認める～

慈悲の実践を始める方々は、次の4行のフレーズを繰り返し念じてください。普通は頭の中で念じますが、気持ちよく声を出して念じてもかまいません。仲間といっしょに合唱で念じてもかまいません。

何回唱えればいいかなどと、回数を決めることはできません。心にインパクトが入るまで唱えなければいけないのです。日々、慈悲の瞑想を唱える習慣をつけたほうがよいです。心は徐々に治っていきます。

4行のフレーズでワンセット、それを3回ずつ繰り返します。「慈悲の瞑想」をフルセット実践する段階まで進むと、少々時間がかかります。1日の中で時間を決めるなどして、落ち着いた状態で唱えるとよいでしょう。また、移動中など何かにつけて、ワンフレーズを繰り返し繰り返し、唱えるとよいです。その場合は、5行目の「私は幸せでありますように」だけを繰り返し繰り返し、唱えるのです。

私は幸せでありますように
私の悩み苦しみがなくなりますように
私の願いごとが叶えられますように
私に悟りの光が現れますように
私は幸せでありますように
（3回繰り返し）

自分にやさしく、人にやさしく

あなたは自分自身が大好きで、決して不幸になりたくないと思っています。あなたは、自分が努力したことは、失敗したくない、成功してほしいと思っています。また、自分はバカではいたくない、賢く、正しい生き方をしたいと思っているはずです。それをごまかさないでください。自分より人が大事だなんて、言わないでほしいのです。偽善的な言葉、嘘の言葉は言わないでほしいのです。

自分自身が大事だということは、否定できない確固たる事実なのです。まずそのことを認めることから「慈悲の瞑想」は始まります。自分自身に対する慈しみを育てるのです。

たとえば、自分はおなかがすいているとします。人もおなかがすいているとします。そのとき、「私の持ってきた弁当を、あなたが食べてください」と言うのは本心でしょうか？　もしそう言ったとしても、心に何か残ってしまうのではありませんか？

そのときは正直になって、「私が持ってきたお弁当だし、自分で食べたいんだけど、とりあえずひとつしかないことだから、2人で分けて食べましょう」と言えばよいのです。自分にもやさしく、人にもやさしく。

いくら人のために何かをしても、偽善者になって、自分を犠牲にして人のお世話をしてあげようというのは、決してよいことではありません。自分に無理がたまってきて、いつかは何かが壊れてしまうはずです。

自分は自分を大切に思っているのだということを、まず素直に認めてください。

4行目の「悟りの光が現れますように」というのは、なにも宗教的な意味ではありません。前に説明した悩み、ストレス、苦悩の悪循環を断ち切って、智慧のある生き方、穏やかな人生が送れるようにということです。

これらの言葉を心の中で唱え願うとき、ああいうふうになりたいとか、こういうふうになりたいとか、あまり具体的に考えないでください。

自分にとって何が幸せかということは自分にはわからないものです。お金持ちになりたいとかこういう人になりたいとか余計なことを考えると、欲が働いて幸せがどこかへ行ってしまいます。

意味を無制限に広くして、単純に「幸せでありますように」と願ってください。

親しい生命の幸せを願う〜親しい生命の不幸は自分の不幸〜

次に、2番目のセットの実践に入ります。文章は1番目のセットと同じです。ただ、主語は「私〜」ではなく、「私の親しい生命〜」です。1番目のセットを念じてから、2番目のセットを念じます。

2番目のセットは、「善人になりたい」という気分で念じるとうまくいかない可能性があります。ですから、ここで少々理解しておきましょう。親しい生命とは、自分といっしょに生活するすべての生命のことです。たとえば、あなたにとって「親しい生命」が家族だと思うのなら、家族が飼っているペットも親しい生命だということです。あるいは、自分の友人たち、会社の同僚たち、クラブのメンバーなども、親しい生命です。自分だけ幸せで、家族が不幸になったとしましょう。自分の幸福も壊れるのです。家族が健康であっても、ペットが病気に陥ったらどうなるでしょうか。自分が悲しくなるのです。やはり、親しい生命も幸福感に満たされているならば、自分自身の幸福がより強く安定します。

「私は幸せでありますように」と唱えるときは、自分の心が明るくなります。しかし、心が自分の命の範囲に制限されて働きます。「幸せでありますように」という願いに親しい生命も入れておくと、自分の心の働く領域がそれだけで広がります。1番目のセットから2番目のセットに入るだけで、「狭い心が大きくなりました」と理解してください。広い範囲で働く心は、自分中心の狭い範囲で働く心より強いのです。その分、人の理解能力が向上します。他者の気持ちも理解できる人間になります。以下のフレーズを念じてみましょう。

私の親しい生命が幸せでありますように
私の親しい生命の悩み苦しみがなくなりますように
私の親しい生命の願いごとが叶えられますように
私の親しい生命に悟りの光が現れますように
私の親しい生命が幸せでありますように

（3回繰り返し）

心から幸せを願える生命たちへ

ここで願うのは、心から幸せになってほしいと思える、親しい生命のことです。偽善ではなく、心を込めて、本心から願える生命のことを思い浮かべてください。家族、友達はもちろん自分が飼っている犬や猫、自分に関わりのある生命みんなが「親しい生命」です。

もし彼らが不幸になると、自分の幸せもたちまち消えてしまう、そういう人々・生命です。ご両親でしょうか？　お子さんでしょうか？　あるいは親しい友達？　恋人？　ペット？　近所のノラ猫？　ともかく、心から幸せを願える人々・生命を心に思い浮かべて、言葉を唱えます。

この場合も「こうなってほしい」などと具体的に思わないほうがいいのです。

子どものことを思い浮かべたりすると、ともすれば「もう少し勉強すればいいのに」など、心に欲が生じてきたりします。そうすると慈しみの気持ちどころか逆効果です。

「親しい生命」という意味の範囲を無制限に広くして、幸せを願ってください。自分の心がすごく広くなった気分で念じてください。

命あるものの幸せを願う～すべての生命は幸せを願っている～

次に3番目のセットに入りましょう。親しい生命の幸福も素直に願える人々の心は、とても広いです。自我中心的なエゴイストではありません。しかし、心の成長がここでストップしてはいけません。心が活動できる範囲を、ぎりぎりまで広げなくてはいけないのです。ですから、「生きとし生けるものが幸せでありますように」と念じます。「生きとし生けるもの」というのは、命のあるすべての生命のことです。

人間の心は、「すべての生命」という概念を理解できないのです。ですから3番目のセットを念じても、集中できなくて心が浮いてしまう可能性もあります。しかし、そこが精進するべきところです。心が浮いてしまっても、まずは言葉だけでも繰り返し念じる。心にほかの思考、妄想、概念などが入らないようにする。それから、できる範囲で親しい生命以外のことも念頭に入れておく。そのように心がけてください。

あるいは、論理的に考える方法もあります。幸福に生きるためには、親しい生命も幸福でいるべきだということは、わかりやすいです。しかし、たとえば自分の服を見てください。おそらく店で買った品物でしょう。自分がそのような着心地のよい服を着られるようになるまで、どれほどの人々が携わったでしょうか。自分の着ている一着の服を通して考えても、ただちに無数の人々の関係があって成り立ったものであると理解できます。木綿の服なら、農業する人々も関わっているのです。合成繊維の服なら、化学者、技術者なども関わりに入ってきます。さらには機械を開発する人、機械を動かす人々、デザイナー、縫製に関わる人々などまで入りますから、とても数えられません。

このように考えれば、何とか「生きとし生けるもの」の概念を心に根付かせることができます。今のはほんの一例です。無数のミツバチたちが必死で働くから、ハチミツが現れます。無数の微生物のおかげで我々は生きています。そのように、自分の命を支えるために、限りのない生命が関わっているのだと理解できます。その生命が不幸に陥ったら、その生命の希望が失われてしまったら、生命のバランスが壊れてしまいます。だからこそ、「生きとし生けるものが幸せでありますように」と真剣に念じるのです。たとえ対象が把握できなくて心が浮く状態になっても、念じ続けるのです。心の活動範囲が必ず広がります。自我という病気が治ります。

生きとし生けるものが幸せでありますように
生きとし生けるものの悩み苦しみがなくなりますように
生きとし生けるものの願いごとが叶えられますように
生きとし生けるものに悟りの光が現れますように

生きとし生けるものが幸せでありますように

（3回繰り返し）

やさしい気持ちを一切の生命へ

ここでは、命あるものすべての幸せを願います。すべての命がネットワークでつながっていると考えて、すべての命に慈しみの波動を送るのです。

どの命も、一切の例外なく、自分と同じように幸せになりたいと思っています。私も幸せになりたいし、他の人々も、動物たちも、もっと小さな命も……みんな幸せになってほしいと願います。

できれば1分、2分、5分でも10分でも、心の中でこの言葉を回転させてみてください。最初は理解するのが難しいかもしれません。しかし繰り返し繰り返し念じてみると、いかなる生命を見ても、慈しみが湧いてきます。「幸福でありますように」という気持ちが、瞬間的に、とっさに湧いてくるようになるのです。そうすると、人の気持ちも、他の生命の気持ちもわかるようになってきます。

人間関係でいうなら、人の気持ちがわかるようになってくると、はじめて、人に対して何を言えば的確なのかがわかるようになってくるのです。そうなれば、人との間に起きるストレスや緊張も、きれいさっぱり、なくなっていきます。

このように、「私」から始めて、親しい生命、それからすべての生命、というふうに対象を広げて広げていって、心を育てていくのです。

私の嫌いな生命、私を嫌っている生命の幸せを願う（オプション瞑想）

せっかく「慈悲の実践」を始めたので、心が成長したか否かを知りたいものです。しかし、「私は成長しているのだ」という気持ちは、危ういです。傲慢になってしまう恐れがあります。他人と比較して「自分の心は成長している」と判断することをお釈迦さまは禁止しています。それは清らかな心ではなく、煩悩が働いている状態だからです。

ですから、自分の心の成長を知るには、オプションの「慈悲の瞑想」を行ないましょう。それで自分の心がどこまで成長しているのか、理解できます。やり方はいたって簡単です。「私の嫌いな生命、私を嫌っている生命が幸せでありますように」と念じるだけです。嫌いな生命にも幸福を念じると嫌な気分になったり、その生命の欠点ばかり見えてくるならば、心が発展途上状態である証拠です。困る必要はありません。もし、心があまりにも暗くなるならば、ただちにオプション瞑想を中止して、慈悲の瞑想の第3セットに入ってください。

このオプション瞑想も加えてみると、心がさらに成長します。まずは嫌な生命が思い浮かんでも、冷静でいられるようになる。それから、その生命もそれほど嫌な存在ではないとわかってくる。次に、生命の性格は簡単に変わらないので、そのまま放っておくほうが正しいとわかる。自分の主観的な立場で他者を判断するのはよくないとわかる。そのように進んでいきます。

たとえば、ゴキブリは嫌いでしょう。でも、ゴキブリは1匹たりとも意図的に「人間に迷惑をかけよう、邪魔をしよう、家を汚そう」とは思っていないのです。たまたまゴキブリの生活習慣と、人間の生活習慣がぶつかっただけです。それは他の生命を殺害するまで悪化させるべき問題ではありません。アフリカに住んでいる黒人の生活習慣と、日本人の生活習慣は違います。たったそれだけの理由でアフリカの黒人の方々を憎む必要はあるのでしょうか。殺す必要はあるのでしょうか。ただ、それぞれの生命は、それぞれの生活習慣を持っていることを発見する。すべての生命が幸福に生きる権利があると発見する。最後に「嫌いな生命って誰のこと？」というような気持ちになります。要するに、自分の心に嫌いな生命がなくなるのです。皆、平等に生きる権利をもっている生命であるとみなす力が入るのです。それで「慈悲の瞑想」は合格です。以下の文章を念じてみましょう。

私の嫌いな生命が幸せでありますように
私の嫌いな生命の悩み苦しみがなくなりますように
私の嫌いな生命の願いごとが叶えられますように
私の嫌いな生命に悟りの光が現れますように

私を嫌っている生命が幸せでありますように
私を嫌っている生命の悩み苦しみがなくなりますように
私を嫌っている生命の願いごとが叶えられますように
私を嫌っている生命に悟りの光が現れますように

なが～い時間の中で汚れた心

私の嫌いな生命、私を嫌っている生命の幸せを願うこの瞑想を、オプション瞑想と書いたのは、これをやることで自分の心の成長度合いがわかるからです。

本当は、嫌いな命があると、その分、自分の命が危なくなるのです。私たちは簡単に、「あいつが嫌い」「あいつは私を嫌っている」といって、他者を差別して切り捨てます。

しかし、よく考えてみてください。そうやって差別して切り捨てている相手というのは、毎日自分といっしょに生活している仲間なのです。ただ、やさしい関係がこじれているだけです。私たちと何の関係もない生命だったら、嫌いでも好きでも、どちらでもないのです。

少々仏教的なお話をするなら、心の汚れというのは、そう簡単に落とせません。心は汚れに慣れているのです。我々は長い長い輪廻転生の中で、無始なる過去から、怒りで、嫉妬で、憎しみで、我がままで、エゴイストで生きてきたのです。仏教では、今世だけが人生だとは思いません。ですから、心の汚れを落とすのは大変な仕事なのです。

ですから、自分が嫌いな生命、自分を嫌っている生命の幸せを心の底から願えるかどうか、チェックしながら、自分の気持ちを試しながらやってください。

これは1回だけ唱えれば十分です。嫌な気持ちになるようでしたら、まだ未熟。1回唱えるだけですからあまり問題はないと思いますが、もし本当に嫌な気持ちになってきたら、その時点でやめてください。

自分を試す瞑想ですから、2～3回やってみてもかまいません。

やがて嫌いな生命のことが心に思い浮かんでも、何とも思わなくなります。そうなれば、心はかなり成長しています。

さらに成長すれば、その相手が嫌いでなくなってしまいます。

今まで嫌いだと思っていたけれど、実は自分と深く関わりを持っている仲間ではないか、ということに気づくのです。その状態になると「慈悲の瞑想」は成功しているのです。

しかし、心をどこまでも成長させたいと思う人は、「生きとし生けるものが幸せでありますように」というフレーズを、1日30分~1時間程度瞑想してみてください。

いつ、どこでやるの？

瞑想の時間がきちんと取れるなら、背筋を伸ばして座り、目を閉じてスタートしてください。

しかし、この「慈悲の瞑想」は、電車通勤の間、お風呂のとき、散歩しながら、もちろん朝起きたときや寝る前など、いつでも時間さえあればやってみてください。

暑くて眠れない夜など、布団の中で目を閉じ「生きとし生けるものが幸せでありますように」と何度も何度も願ってみてください。いつの間にか、すやすやと眠りについていることと思います。

そして目が覚めたらまた「生きとし生けるものが幸せでありますように」。2~3分でもかまいませんから心を込めて願ってみてください。1日の最初の思考をこれにすると、その日1日、何のトラブルもなく穏やかに過ごせるはずです。

最初は自分でも不思議に思うほど、物事がうまくいくと思います。人間関係にしこりがあった人でも、いつの間にか消えているはずです。体調がどことなくすぐれなかった人も、いつの間にかよくなっていることでしょう。

そして長い時間、たとえば1日やってみると、自分の人格がゆーっくりと変わっていくのがわかると思います。憎しみのない、怒りもない、人を差別しない、とても広い心を持った穏やかな人間になっていくのです。

それから、この慈悲の実践が身についた人々にとっては、何もお守りはいりません。どんな神様にも「お願いします」などと願う必要はなくなります。自分がやることはなんでも見事に成功します。奇跡的な人生になります。嘘ではありませんから、どうぞやってみてください。人生について何ひとつ心配することがなくなってしまいます。決して大げさなことではありません。これに勝るものはないという、大変に強烈な瞑想なのです。

とはいえ、頭の中で言葉を回転させるだけでは意味がありません。心を込めて集中して願ってください。そうして慈しみを心に定着させてください。

瞑想すればするほど心は静かに穏やかになり、1日目から人生が幸せに転じ始めると思います。

Column 6

「自分」という実感から始まる「無量心」への道

慈悲の実践をするとエゴという錯覚が薄くなっていきます。自分を含む、すべての生命を平等に感じられるようになります。「自分」とは特別で唯一な存在でないと発見します。それが慈悲の実践が成功しつつあることの証拠なのです。

しかし一度も慈悲の気持ちを育てたことのない、頑固なエゴの病に犯されている人々にとっては、はじめの「私は幸せでありますように」というフレーズすら、念じ難いものなのです。仏教が推薦する慈悲の実践は、人が自然に持っている自我意識を土台にしてスタートします。自分がいる、自分が存在する、自分が生きている、という実感は誰にでも明確にあるものです。だから最初にその自分が幸せであるようにと念じるのです。これは論理的で自然な気持ちです。証明できる証拠がありません。仮に「私は不幸でありますように」というフレーズを念じるのだと考えてみてください。それはおかしいでしょう。誰も期待しない、ありえない願いでしょう。

ですから慈悲の瞑想は「自分が存在している」という実感を中心にしてスタートするのです。まず「自分が幸福でありますように」。それから輪を広げて、「親しい生命も幸せでありますように」。さらに輪を広げて「生きとし生けるものが幸せでありますように」。さらにいかなる生命でも慈悲から漏れないことを考えて「自分の嫌いな生命、自分を嫌っている生命も幸せでありますように」。

このように自分を中心にして慈しみの輪を無限に広げていくのです。慈悲の瞑想に智慧が割り込んでくると、自分という意識があっても、自我意識（エゴ）が消えてしまいます。それでこの瞑想の目的である「無量心」という名前の禅定状態に達するのです。

慈悲の瞑想・全文

私は幸せでありますように
私の悩み苦しみがなくなりますように
私の願いごとが叶えられますように
私に悟りの光が現れますように
私は幸せでありますように
（3回繰り返し）

＊「私は幸せでありますように」と心の中でゆっくり念じます。

私の親しい生命が幸せでありますように
私の親しい生命の悩み苦しみがなくなりますように
私の親しい生命の願いごとが叶えられますように
私の親しい生命に悟りの光が現れますように

実践

私の親しい生命が幸せでありますように

（3回繰り返し）

＊「私の親しい生命が幸せでありますように」と心の中でゆっくり念じます。

生きとし生けるものが幸せでありますように

生きとし生けるものの悩み苦しみがなくなりますように

生きとし生けるものの願いごとが叶えられますように

生きとし生けるものに悟りの光が現れますように

生きとし生けるものが幸せでありますように

（3回繰り返し）

＊「生きとし生けるものが幸せでありますように」と心の中でゆっくり念じます。

私の嫌いな生命が幸せでありますように

私の嫌いな生命の悩み苦しみがなくなりますように

私の嫌いな生命の願いごとが叶えられますように

私の嫌いな生命に悟りの光が現れますように
私を嫌っている生命が幸せでありますように
私を嫌っている生命の悩み苦しみがなくなりますように
私を嫌っている生命の願いごとが叶えられますように
私を嫌っている生命に悟りの光が現れますように

生きとし生けるものが幸せでありますように

（3回繰り返し）

Column 7

生きる目的にする

「何のために生きていますか？」と聞かれても、人は誰も答えられません。「何かのため」という生き方ではなく、「生きとし生けるものが、幸せでありますように」ということを目的、モットーにして、生きてほしいのです。その目的を持って生きるとき、はじめて我々には生きる権利が生じます。

私たち一人ひとりの心には、エゴイズムという問題があります。それをきれいに治してください。そのために朝も昼も晩も「慈悲の瞑想」をしてほしいのです。

3番目に念じる「生きとし生けるものが幸せでありますように」というのが本物の慈悲の瞑想です。いつでも、どこでも、念じてください。これで誰もが自分の力で心を清らかにし、自分の力で巨大な無限の幸せを築くことができるようになります。

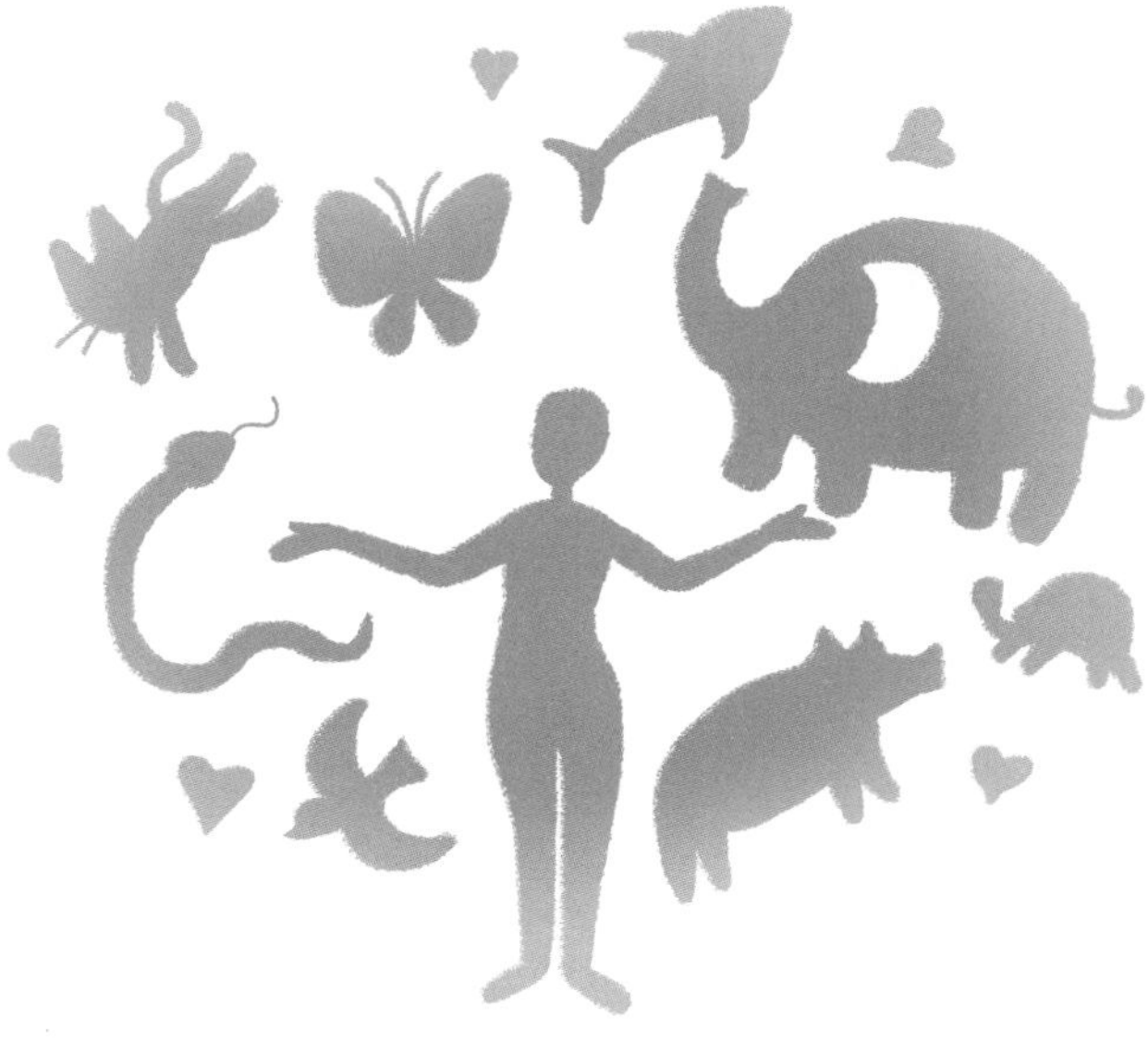

PART 4

Awareness Lesson

第4部

実況中継レッスン

生活の中で実践するヴィパッサナー瞑想〔入門編〕

ヴィパッサナー瞑想とは

明確に見ると悩みが消える

これからご紹介する瞑想法は、ブッダが心の汚れを完全に落として、実際に悟りを開いた瞑想法です。ブッダの時代から僧侶たちによって受け継がれてきた瞑想です。

悟りとは神秘的な何かではなく、完全な心の安定です。悟りを開くというのは、心にある悩み、ストレス、苦しみ、不安がすべてなくなり、もう二度と、怒り、欲、憎しみ、嫉妬などの感情に悩まされない心の状態を得る、ということなのです。

ブッダは他にもさまざまな瞑想法を試しましたが、他のどの瞑想によっても、悟りは開けなかったのです。

ヴィパッサナー瞑想の「ヴィパッサナー（vipassanā）」とは何でしょうか。

パーリ語の「ヴィ（vi）」は「明確に」を意味し、「パッサティ（passati）」は「観察する、見る」を意味します。

ですから「ヴィパッサナー」とは、「明確に観ること」。ヴィパッサナー瞑想は、観察する能力を育てる瞑想法なのです。「観察」こそが「智慧」の入り口です。

「観察するなんて小学校の理科みたい。生きるうえでいったいなんの役に立つのだろう」とお思いですか？

理科、すなわち「科学」の世界では、古来、物質のことしか考えてきませんでした。医学にしても物理学にしても然りです。

ヴィパッサナーは「心」の科学です。観察するのは「物」ではなく「心」です。これまで誰も、心を科学的に観察して育てることはしなかったのです。

「考えない」生き方が成功の鍵

人間の心を汚す唯一の原因は「思考」です。このことはすぐには理解していただけないかもしれません。多くの人は「考える」ことこそ人間らしさだと思っているのですから。

しかし、私たちが考えていることのほとんどすべては、生きるうえで必要な「思考」ではありません。

私たちはいつでもどこでも終始「思考」しています。「妄想」「雑念」「主観」「感情」などと言い換えてもいいでしょう。途切れることなく、ごちゃごちゃあれやこれやと考えているのです。

これら「思考」の渦《うず》によって目はくもり、ありのままに事実を見ることができなくなってしまっています。

また、何か事実があっても、「感情」が割り込んでくると、心は事実を否定します。たとえば嫉妬の気持ちがあると、美しい人を見ても「それほどきれいでもない」と否定してしまいます。すごく頭がいい人に、嫉妬の気持ちを抱いてしまうと「なんだ、それくらい。たいしたことはない」と、事実を否定する感情が入りこんで、事実がわからなくなってしまいます。

「今」を生きていない私たち

また、私たちはいつも先のことばかり考えて生きています。

朝ごはんを食べるときには「食べ終わったら、出かけなくちゃ」と先の目的で頭がいっぱいです。だから何を食べたか、どんなふうに食べたかわからず、ただ、身体にものを詰め込むだけです。

駅まで行くときには、「電車に乗らなくっちゃ」と考えています。そうすると、駅までの道のりはどうでもいいという感じで走っているのです。電車に乗れば降りることしか考えていません。

次から次へと目的を作って先のことばかり考え、過程はどうでもいい、ということになってしまっています。目的を達したと思ったら、また次の目的を作ってしまうので、この追いかけっこはどこまでいってもキリがありません。

いつも過程はどうでもよく、死ぬまで、いい加減に中途半端に走り続けているのです。思考、妄想というのは、役に立つものではなく、過去の思い出か将来に対する夢です。現在のことではありません。

思考はエネルギーの無駄づかい

考えることというのは人間にとって大事なことだと思っているでしょう？ まったく大事ではありません。

考えることで時間がなくなり、忙しくなり、仕事ができなくなってしまいます。忙しい、忙しいと言っている人の大部分は、思考、妄想に時間をとられているのです。過去か将来の思考のために時間を食われてしまい、「今」をおろそかにしてしまっているのです。

本を読みながら「今日の晩ごはんは何にしよう」とか「さっきの喧嘩は、謝っておけばよかったなあ」などといろいろ考えていたならどうですか。ものすごく時間がかかるでしょう。何も考えずにさーっと読んでみると、内容も頭に入るし、短い時間で読めます。無駄な「思考」は莫大なエネルギーの浪費です。

「今」を生きれば人生は成功し、幸福になれる

この人生が失敗か成功かは、今の、この瞬間で決まるのです。

人生を1秒に縮めて考えてみてください。「私が生きているのは今の1秒だけだよ」と。1秒くらいなら何ということもなく頑張れるでしょう。

この1秒に成功するなら、一生、成功する人生なのです。この1秒を楽しんでいると、一生を楽しめるのです。

この1秒に失敗してしまうと、次から次へと、どんな1秒も失敗していくのです。それでトータルに見ると、不幸な人生になるのです。だから、今の1秒、今の瞬間だけ、頑張ればいいのです。

現実、事実というのが今だけだとするならば、誰もが成功できるのではありませんか。それなのに、誰もが過去と将来に思考をめぐらせ、今を生きようとしません。

私たちの心は生まれたときから山火事のように燃えています。ずーっと燃え続けているのです。心が燃えているのだから、みんな落ち着きがないし、ストレスばかり溜まっているし、もの覚えは悪いし、物事の理解力がないし、判断は間違うし……。

人間にある唯一で最大の問題点は、この回り続ける「思考」にあります。それで心が汚れてしまうのです。

思考を止めるチャレンジ

ヴィパッサナー瞑想の試みは、「一切の思考を停止する」チャレンジです。

思考を停止させる努力によって心のくもりが晴れ、「智慧」が現れます。智慧は、何か特別な努力によってあらためて育てるものではありません。

ヴィパッサナー瞑想によって私たちのなすべきことは、思考、妄想をストップさせることだけなのです。つまり、考えないようにするのです。

考えないように頑張れば頑張るほど、智慧は勝手に現れてきます。そして智慧が完全に現れたら、考える必要もなくなってしまいます。妄想する必要も悩む必要も、何もなくなってしまうのです。

ですからこのブッダの智慧の瞑想法では、自分が本当に成長しているかどうか、自覚することができます。成長していれば、妄想が減り、悩みが減っているからです。

やり方は簡単。キーワードは「今の瞬間」。「今の瞬間」に自分が何をやっているのかということを「実況中継」するのです。実況中継を始めると、思考できなくなってしまうのです。妄想したくてもできなくなる、そういう簡単な方法なのです。

方法は簡単に思えますが、心にとってはかなり厳しい修行となります。なぜって、暴れ回って走り回っている馬を強引に止まらせるのは、けっこう大変でしょう?

しかし、「慈悲の瞑想（慈しみの瞑想）」と違い、ヴィパッサナー瞑想でいったん得た能力は決してなくなりません。

一度自転車に乗れるようになったら、何年も乗らなくても、また乗ることができるようなもので、一度得た智慧は、二度となくならないのです。経験を積んだことになるのです。

Column 8

有効な思考もある?

無駄でない「思考」もあります。それは、論理的、具体的に事実に基づいて、自分の役に立つこと、人の役に立つことを考える思考です。

事実、データに基づいて考えることですから、結論が出ます。結論が出た時点で、その思考の流れは消えます。

たとえば、夏休みに海外旅行へ行くとします。その場合は、空いている日にちと予算に合わせて、どこへ行けばよいかと考えます。訪れる場所、泊まるホテル等を考えて、サービスのよい旅行会社を選んで、決断します。

それでその思考の流れが終わります。残るのは実行のみです。そのように、勉強するとき、仕事をするとき、論理的に考えなくてはいけないこともあります。

主婦が買い物をするときも、財布の重さに応じて、何をどこで買えばよいか、考えなくてはなりません。

無駄な思考をやめる訓練をした人なら、論理的な思考が瞬時にできます。ほとんど間違いのない結論に達することができるのです。いくら考えても終わらない思考は、たんなる「無駄」です。

瞑想の目的

瞑想実践というのは、わかりやすく言えば脳を開発することです。脳細胞を活性化して開発します。

なぜ開発する必要があるのでしょうか。脳が開発されるとどうなるのでしょうか。瞑想実践で脳が開発されると、こんなふうに生きられるようになります。

・悩まない
・落ち込まない
・怒り・嫉妬・憎しみなどの感情に左右されない
・振り回されない
・落ち着いている
・すごく安穏を感じられる
・興奮しない
・恐怖感がない
・心配がない
・いつだって正しい判断ができる

・何か突然予測しなかった問題が起きてもすぐ対応できる

瞑想をしたことのない方の脳には、これらの特長はひとつもありません。予測しなかった出来事が起きたなら途方に暮れてしまいます。的確に判断しなくてはいけない大事な局面で、興奮してしまい感情にやられて判断ができなくなります。あるいは、ごちゃごちゃ妄想ばかりして判断できずに時間だけが過ぎていってしまったりします。

瞑想によって開発される前の脳のプログラムは、毎日、能力が向上するのではなく、毎日、衰え続けていくプログラムです。これを１８０度変えて、新しいプログラムにしなくてはいけません。

脳を開発する

脳というのは、その気になればすごく速く成長するのです。肉体とは違います。肉体は、とにかく運動をしないと変わっていきません。ですから、鍛えられるまでにすごく時間がかかります。しかも、運動し続けてやっと筋肉がついても、運動をやめたらすぐに元に戻ってしまいます。しかし、脳の神経細胞は違います。しっかり回路ができたら、できたものはそのままです。

確かに脳の中でも使わない回路は早く壊れてしまいますが、幸せな神経回路が現れたら、人間は常にその幸せな回路を使うようになります。ですから衰えることはありません。

瞑想とは「脳の開発」です。正確に、丁寧にやってください。いい加減にやったり、自己流でやってしまうとかえって逆効果です。先生から教えてもらうしかないのです。飛行機の操縦は、熟練した教官に教えてもらわなくてはならないでしょう？　それと同じように、先生から教えてもらうのです。

大脳で生きられるように

人間の脳は、３種類に分かれます。お母さんのおなかの中で2カ月ぐらい過ごした時点で、もっとも原始的な脳（Primitive brain, old brain）ができてきます。これはすべての獣にあります。それから哺乳類の脳ができ、最後に、生まれる直前に大脳ができます。

原始脳は、考えることも世界を知ることもできない、非常に本能的な脳です。生まれるまでに、さまざまな臓器を作るための信号を出さなくてはいけないので、早期にできあがるのです。獣や虫などにも共通した構造で、「生きたい、死にたくない！」「恐い！」という感情を、言葉でなく発します。いわゆる存在欲と恐怖感です。すべての生き物は、存在欲と恐怖感で生きているのです。

次に哺乳類の脳ができるということに関しては、諸説あります。哺乳類の脳とは、親を大事にしたり兄弟を大事にするような働きをします。それは「孝行」とは違います。親や兄弟を大事にしたほうが、生きやすくなるでしょう？　自分の都合で、自分の我がままで、自分が生きていくうえでの安全を守るために親や兄弟を大事にするのです。「まわりは敵！」という原始脳に基づく、自分が生きていくための勝手な行ないを司る脳です。

最後にできあがるのは、大脳です。とても人間らしい、理性のある脳です。しかし、できあがったばかりで生まれなければなりません。生まれたときは、ほとんど獣の脳の働きだけです。ゆっくりと時間をかけて、原始脳の支配のもとで大脳を育てていくことになります。

原始脳は自分のことしか知りません。強烈な自我なのです。

たとえば、おいしいことで有名なラーメン屋に行ったら、ものすごい行列ができていたとします。食べるためには、並ばなくてはいけませんね。原始脳は並んで待ちたくはないのです。しかし、考えることのできる大脳と葛藤して、何とか常識的に生きようとします。これが人間の生き方です。

もっと根本的なところで原始脳が「生きていたい、死にたくない！」「恐い恐い、敵は殺さなくちゃ！」というエネルギッシュな感情を出すと、大脳がその信号をキャッチして「生きるために、恐怖感をなくすためにどうすればいいか？」と考えはじめます。瞑想をしていない大脳は、原始脳の感情に勝てるほど理性的ではありません。原始脳の存在欲と敵をつぶそうという怒りのエネルギーをベースに、戦争をしたり兵器を開発したりするのです。この世の中の知識世界・科学世界は、存在欲と敵をつぶすための怒りでできています。

私たちは、普通の欲や怒り、不安感、そして自我や存在欲、という原始脳の感情に振り回されています。大脳が思うようには生きられないのです。主導権を原始脳が握っている限り、葛藤は尽きることがありません。ものすごいストレスを抱えて生きています。瞑想すれば、こういった脳の使い方を変えることができます。

勉強するときでも自我を張りたいのです。「俺は知っているんだぞ！」という方向で脳を使います。あるいは、「儲かりたい。どうやって儲けよう」「得したい」という方向で脳を使っています。原始脳が支配しているからです。いつでもそのように脳を使っていくと、どんどん脳が破壊する方向へ成長していくことになります。

瞑想は、まったく違う脳の使い方に切り替える方法です。大脳を開発して、原始脳に主導権を与えない脳の使い方をするのです。

瞑想の基本――考えない

瞑想の基本は何でしょうか。「まったく考えない」「思考しない」ということです。「考えない」ための工夫をするのが瞑想です。

皆さんは「私は何も考えていません」と言うかもしれません。でも脳は考えています。脳の仕事は、絶えず考えることなのです。しかし、理性をバッチリ働かせた、クールな思考ではありません。絶え間ない妄想です。つまり「絶えず考えることがすべて間違っている」状態で私たちは生きています。そう頭でわかっても、思考を止めることはできません。心臓を止めることができないのと同じで、不可能なのです。

しかし、心臓は止まったら死にますが、考えること（思考・妄想）を止めても、死にはしません。ただ、脳を止めることができないだけです。考えることを止める方法をわざわざ使わないと、止められません。そのための方法が実況中継であり、食べる瞑想です。効果は奇跡的です。言われた通りにやった人は「奇跡だ」と勘違いするかもしれません。それぐらい効果があります。

仏教は科学です。やらなければ結果が出ないだけです。世界一優秀な医者に診断してもらっても、処方された薬を飲まなかったら治りません。その場合、治らなくても医者のせいではありません。瞑想も同じです。ぜひ、ブッダという名医による処方を試してみてください。

瞑想は人生の特効薬

ヴィパッサナー瞑想は厳しい瞑想法です。そこは覚悟してください。しかし厳しいわりには、この瞬間にでも心が変わる可能性はあります。結果がものすごく早く出てくるのです。

私たち僧侶がこの瞑想法を教える場合は、「これはブッダの瞑想ですから、悟りを目指して、解脱を目指して、瞑想しなさい」と言っています。決して「健康のために、能力開発のためにやってください」とは言いません。そう言ってしまうと、ブッダを侮辱することになります。商売繁盛やご利益を目的とすることを、お釈迦さまは禁止されています。

しかし、実際にやってみるならば、何のことなく人生は成功してしまいます。何の問題もなく能力は開発されます。若者がこの瞑想をやってみると、本人も驚くほど能力が上がります。「私にここまで能力があったのか」と、自分でも不思議になるほどです。仕事がはかどったり、家族関係、人間関係がうまくいったりします。それよりもありがたいのは、精神的な悩みはすべて消えて、安らぎを感じることです。精神病を治したいと思うならば、ヴィパッサナー瞑想の実践は特効薬です。

しかし、いろいろうまくいくのはおまけのようなもので、当然得られる結果なのです。結果を期待する必要はないのです。

瞑想の目的は「執着を捨てる」こと

もし人が、日常の問題を解決する目的でヴィパッサナー瞑想の実践を始めるならば、最初から生きることに対する執着を正当化していることになります。生きる苦しみは、生きることに対する無意味な執着が原因で起こるのです。病の原因を大事に守って、病を治そうだなんて、ありえない矛盾です。ですから腹の中で現世利益を期待する気持ちがあっても、瞑想の目的はそれと違うのだと理解してください。

ヴィパッサナー実践の目的は、あくまでも心をきれいにして、智慧を開発して、解脱に達することです。覚えやすい言葉にするならば、「生きることに対する執着を捨てる」ことです。無理にでも、この目的を目指して実践しなくてはいけないのです。ご利益のことは忘れてください。心配はいりません。正しくヴィパッサナー実践を行なうならば、自分が期待しているよりもはるかによいご利益がおまけでついてきます。

瞑想の前に

　ではこれから、実践に先だって瞑想の理論をお教えします。理論がわかっていれば、実践のポイントもおさえやすくなります。

　実際の修行を始める前に、まず必要なのは、「覚悟」です。ブッダの修行はほかの修行と同じく、人が「本当はやりたくない」と思うことです。ですから、「やります」という覚悟がないと成り立ちません。では、その覚悟はどうやって持つのでしょうか。正直に、次のように思ってください。「私は本当の人間になってやるぞ！」と。

　修行前の私たちは、まだ人間になっていない、獣です。獣は嫌でしょう？「獣のままではいけない。人間になることに挑戦して、必ず人間になってみせます」と、強く決めます。決めることで、やる気が出てきます。

　逆に、この点を強く決めておかないと、修行自体が進みません。「もうなんか、今日は嫌だな、やる気がしないな」などという、中途半端な気分では脳は成長しません。修行はそんなに甘いものではありません。

瞑想の進め方、大まかな流れ

お釈迦さまの瞑想は、「ヴィパッサナー瞑想」と呼ばれる観察瞑想です。最終的な悟りまでたどり着く瞑想法は、このヴィパッサナー瞑想だけです。そのやり方は次の「5つのポイント」でも、実践編でも解説します。

ヴィパッサナー瞑想を成功させるためには、ある程度の心の落ち着きが必要です。本格的なトレーニングの前に、まず準備体操が必要なのと同様で、ヴィパッサナー瞑想を行なううえでは、「サマタ」といわれる心の落ち着きが必要です。それを、第3部で紹介した「慈悲の瞑想」や、142ページからの実践編で詳しく紹介する「歩く瞑想」で養います。

「慈悲の瞑想」は、唱え続けると心が清らかになり、同時に「サマタ」という心が落ち着いた状態が獲得できます。また、歩く瞑想は、歩いているのを観察するという点では「ヴィパッサナー瞑想」といえるのですが、集中して雑念を払った瞬間を生きることで落ち着きを獲得できる点では「サマタ瞑想」ともいえるのです。この本で「歩く瞑想は少なくとも30分。1時間ぐらいやらないと意味がない」といっているのですが、それは求める心の落ち着きが、それぐらい続けないと得られないためです。

日常生活を考えてみても、ざわついた心で何かを見たり聞いたりしても、うわの空でなかなか心へ入っていかないでしょう？　そういう状態でいくら観察瞑想をしても、効果がゼロとはいいませんが、期待できないのです。ですから、まず、「慈悲の瞑想」を毎日、朝晩唱えたり、「歩く瞑想」を1時間やってから「実況中継レッスン」や「食事の瞑想」、「立つ瞑想」「座る瞑想」などをやっていってください。

5つのポイント

ヴィパッサナー瞑想の重要なポイントは5つです。

❶ストップモーション（死体を演じる）
❷身体の感覚を感じる（心を発見する）
❸ノンストップの実況中継（思考の停止）
❹スローモーション（因果法則の発見）
❺背筋を伸ばす（怠けをなくす）

この5つの条件がそろわなければ瞑想の十分な効果を感じられないと思いますので、始める前に読んでおいてください。

具体的な実践法として解説する「実況中継レッスン」「食事の瞑想」「歩く瞑想」「立つ瞑想」「座る瞑想」に共通したポイントです。瞑想によって、細かい部分は異なりますが、この5つのポイントがおさえるべきところだと、まず理解しましょう。

瞑想実践ステップ

【ステップ1】ストップモーション

死体を演じる

最初にやることとは、身体を止めることです。

「生きる」とは、身体を動かしていることなのです。ここでいう「身体」とは細胞のことです。細胞は物理的に絶えずぐにゃぐにゃと動きがあります。瞑想では、その反対のことをやってみるのです。

「生きるとは細胞が動いていること。瞑想では、その反対、いわゆる動かないことをやってみる」と言いました。これを私は「ストップモーション」という言葉で教えています。ストップモーション、身体をストップしてみるのですね。しかし、ストップモーションだけでは言葉の強さ、インパクトが足りません。ですから「死体を演じる」という表現で覚えてください。「死んだ身体になってみる」ということです。

瞑想会では、スタートと終了を音で合図します。ひとりでやるときには、アラームをセットするなどして終了時間を決めておくのもよいでしょう。

スタートしたら、もう「死体」です。手を抜いたら結果はゼロ。本気で死体にならなくてはダメです。微塵も身体を動かしてはいけません。

目は閉じてください。呼吸は放っておきます。ほかはどこも動きません。じーっと身体は止まったままで死体を演じます。「ああ、もう死んじゃってます」という感じで、全体的に死体になります。まぶたを動かすこと、口の中で舌を動かすこと、唾液を飲み込むこと、かゆいところをかくこと、落ち着かないからと手を動かしたり、姿勢をちょっと変えてみたりすること、とにかく動くことは一切禁止です。

腕がかゆくなっても、のどがかゆくなっても、いがらっぽくなっても、鼻汁が出ても、一切何もしません。どんなに動きたくなっても動くことは禁止です。呼吸をしている以外は完全な死体になります。

姿勢はどのような姿勢でもかまいません。ただ、椅子に座る場合、背もたれは使わないでください。身体をほんの少し前に出して座ります。首は落とさないでください。足は適当に、座りやすい形でかまいません。132〜135ページに瞑想のときの座り方を紹介していますから、その座り方でもいいです。とにかく、目を閉じて呼吸以外の一切の動きをやめます。

これは、楽な瞑想ではありません。あえて頑張るということをしないとできない瞑想です。ただの「ストップ」ではなく、「ストップモーション」なのです。ずーっと頑張らなくてはいけません。

死体を演じきって生命力アップ

死体を演じて止めておくことに頑張ると、すぐ精神力が生まれてきます。いわゆる生命力がパーッと上がってきます。エネルギーが生まれてくるのです。エネルギーがないと修行を進めることはできません。

死体を演じると、おそらく皆さん、「楽じゃない」と感じるでしょう。「楽じゃない」と感じることが必要です。「楽じゃない」ことをしているというのは、「精進」です。八正道の正精進（コラム9参照）を実践しているのです。楽だったらどんなおバカさんにもできますが、優れた人間になる道は楽ではないのです。

やる気が起きなかったり、気分が沈みがちな状態というのは、生命力が落ちています。多かれ少なかれ、人間はみんな悩んで生きています。しかし瞑想には生命力が必要なのです。生命力を頂点まで上げて瞑想をしてほしいのです。

「私には無理だ」と思いますか？　しかし誰の中にも「生きている力」「生かされている力」があります。身体を止めて死体を演じることを我慢・忍耐することで、その力がグンッと上がるのです。心がグンッと成長します。信じられないほどの集中力が、その時間で生まれます。生命力はこんな簡単な方法で上がってしまうのです。

嘘だと思ったらやってみてください。身体に力がなくなったとき、気力が萎えたとき、疲れてやる気が起きないときなど、どうぞやってみてください。仕事中でもかまいません。この「死体を演じる」ことは誰にでもできます。

この第1のステップは集中力と生命力を育てるために実践するものです。この実践はブッダの秘密なのです。死体を演じるのは簡単ですが、「演じきる」のはとても難しいのです。ですが誰でも演じきれば成功します。どうぞ頑張って演じきってください。演じきれば「生きるとは何なのか」ということが見えてきます。また、このポイントを覚えておくとヴィパッサナー瞑想はやりやすいと思います。

Column 9

仏教の精進は「正精進」

「精進」とは、一般的には「しっかり精進していきます」など、何かひとつのことに一生懸命打ち込んでいく決意表明などのときに使われる言葉ですね。

仏教でいう「精進」は、一般的な精進とは少し意味合いが違います。八正道の「正精進」のことなのです。

八正道とは、菩提樹の下で悟りを得られたブッダが説いた、煩悩をなくす方法です。完全な悟りの境地へいたるための八つの実践徳目からなる聖なる生き方で、①正見（正しい見解）、②正思惟（正しい考え方）、③正語（正しい言葉）、④正業（正しい行動）、⑤正命（正しい仕事）、⑥正精進（正しい努力）、⑦正念（正しい気づき）、⑧正定（正しい精神統一）の8つから成ります。

6番目の正精進をわかりやすくひと言で説明すると、「心を清らかにしようと、一生懸命頑張る、正しい努力」のことです。具体的な言葉でお釈迦さまは4つの努力を挙げていらっしゃいます。

・今までしたことがない悪いこと（悪行為）はこれからもしないように
・今、自分にある悪いところはなくすように
・今までにやったことがない善いこと（善行為）をするように
・今、自分にある善いところを完成するように

なんでもかんでも頑張るのではなく、この4つのことに頑張ることが正精進であり、続けていけば完璧な人間になれます。最初は少しずつでいいのです。悪いことをやめて善いことをすることこそ、幸福への道です。日々、人格の完成へ進む道です。

【ステップ2】 感覚を感じてみる

心はどこにあるか

次に、心を発見してみましょう。答えをまず先にお教えします。心というのは、この肉体の中にずーっと働いている「感覚」です。足の裏から頭のてっぺんまで、いろいろな感覚がありますね。表面だけではありません。身体の中にもあります。その感覚が心なのです。

不思議に思われますか？　私たちは足が痛くなると「何かな？　あ、足が痛くなったんだ」と考えます。耳に感覚があるから誰かの言葉を聞いて、それを頭で考えています。何かを思う前に必ず感覚があります。「思うことが心」ではないのです。その前の「感覚が心」なのです。感覚が生まれてから、その感覚を判断したり概念にしたり、それについて考えたりするのです。生まれた感覚に合わせて欲、怒りなどの感情も作るのです。それらすべてをまとめて「心」ですが、心という巨大な働きの始点は感覚です。ですからヴィパッサナー実践を行なう人は、心とは感覚のことだと理解しておくのです。感覚が心というのはアビダルマ（仏教心理学）の説明に合わないのですが、実践を行なううえでは感覚が心だとしたほうがよいのです。

肉体よりも心が大事

ステップ1で、死体を演じました。つまり肉体を止めたのです。生きるということは肉体の動きだけではありません。肉体には感覚があります。なぜ肉体が動いているかというと、感覚があるからです。

細胞だからといって必ず動くというわけではありません。たとえば木のスツールにしても、もともとは木の細胞でできていますが、切られてスツールになったらもう動いていません。感覚がないのです。私たちも同様に、死んでしまったら身体が動きません。感覚が消えるのです。

肉体に感覚があるから「生きている」と言えます。生きているということは、「あなたの肉体に感覚があるでしょう」ということです。たとえば、今、この本の文字が見えていますね。それは感覚です。何か音が聞こえていますね。それも感覚なのです。温度にしても、「ああ、寒いなあ」とか「暑いなあ」と感じるでしょう。感覚です。座っていると「足が痛くなってきた！」と感じるでしょう。それらはすべて生きている証拠です。

皆さんに、ぜひ理解していただきたいのです。「命」というのは、感覚です。物質があって、感覚がある。その二つがあって「命」ができています。物質だけでは命ではありません。感覚が必要です。

これを理解したうえで、もう一度、死体になってみます。

実は仏教では肉体をあまり気にしません。死んでしまえば肉体は燃やしてしまいます。ですから肉体を維持するために、きれいにするために、ものすごくお金をかけるのはもったいないと考えるのです。どんなにお金をかけて肌を整えたり、皺をのばしたりしても、結局は燃やしてしまいます。

仏教が大切にするのは、肉体の支配者のほうです。それは心です。肉体は燃やせますが、心は燃やせません。死ぬときには、心が身体から逃げてしまいます。燃やすのは肉体だけです。育てるべきなのは心なのです。汚れるのも、問題を作るのも、変化するのも、仲よくするのも、仲を悪くするのも、みんな心です。身体は何も悪いことをやっていません。心が悪くなるから身体も悪くなるのです。

そして重要なことは、愚かなことをやるのも心だということです。ですから私たちは心を育てなくてはいけないのです。そのためには肝心の心を発見しないといけません。心がどこにあるのかもわからなくては、育てようがありません。「これが心である」と発見して、しっかりとつかまえてほしいのです。

心を発見する実践

では、実践を通じて心を発見してみましょう。もう一度ストップモーションで死体を演じます。今度は、死体になって肉体の中にある感覚を感じてください。どこにでも感覚はありますですから、感じやすいところを感じてください。足はどうなっているかな、お尻はどうなっているかな、などというふうに、頭の上から足の裏までの感覚を、自分で、わかる範囲でじーっと感じてください。

身体は1ミリも動かさないで、じっと感じます。

よーく感じてみる

死体を演じて感覚を感じてみると、どうだったでしょう？　やってみると、もちろん、いろいろな感覚を感じたと思います。これを我々は「命」と言っているのです。頭がおかしな状態になっている人々はこれを「魂」「霊魂」などと言ったりします。実際のところは、どうということはない、感覚です。いくら調べても、ただ、「細胞は感じている」ということだけ。ほかに何も見つかりっこありません。

では、それを理解したうえで、さらにもう一度、死体になって、感覚を感じてみます。今度は、「何かおもしろい、楽しい感覚があるのだろうか？」と調べます。

たとえば、お尻を感じてみたそのときに、「この感覚が大好きでたまらない」「この感覚ならいくらあってもいい」「いくらでもほしい」という感覚があるかないか、調べてみてください。1ミリも身体は動かさず、ストップモーションです。「あ、この感覚はあるよりはなかったほうがいいかな」などと、丁寧に感じながら、感覚とはいかなるものか、調べていきます。

「こういう感覚は必ずあるはずのものだ」などという先入観をもたずに、素直に感じた感覚を、「私はこの感覚が欲しいなあ」だとか、「これはあるよりはないほうがいい」だとか、感じます。1カ所、確認したら、他のところに感じる場所を移して、「では、膝はどうでしょうか」というふうに見ていきます。たとえば、「膝は、ちょっと痛い状態だ。これはないほうがいいや」などと感じていきます。膝が終わったら「じゃあ胸はどうだろう」と、そうやって、身体中の感覚を順番に調べていきます。

感じたことは放っておく

感じるときのポイントは、ただ、感じたままにするということです。死体は何もしませんから、それと同じように何かを感じたらただ感じたまま、それを放っておいてください。かゆみを感じても放っておく、痛みを感じても放っておく。そうはいっても痛みが強くなったり、かゆみが強くなったりしてくると放っておけなくなります。それでも放っておくのです。けっこう難しいと思いますが、どうぞ頑張ってください。

それから頭の中ではいろいろなことを考えたり、心配になってみたり、あらゆることが湧いてきます。それら頭の中のこともぜんぶ、放っておきます。

すべての感覚を放っておいて、どうか微妙にでも動かないでください。ちょっとでも動くと、せっかく溜まったエネルギーがバケツをひっくり返すようにぜんぶこぼれてしまいます。ですから非常に厳しい態度で臨んでほしいのです。

さて、そうやって調べてみました。では、「これならいくらあってもいい感覚だ！」という感覚が見つかった方は、いるでしょうか？

皆さん、ふだんはとても感覚を大事にするでしょう？　気持ちのよいこと、おいしいこと、美しい音などが大好きで、そういう感覚を味わえるので「生きる」ということは何よりもありがたい、命は何よりも価値があると言っていますよね。

いろいろな感覚を感じても、「ずーっと、これならもういくらあってもいいという至福感を感じる」というようなものは、見つからないのです。たとえば、ちょっといい感じ、ちょっといい匂いなどがすることはあっても、ずーっとあったら、飽きたり、痛くなったり、苦しくなったりしてしまいます。

身体のあちこちの感覚をひとつずつ感じて確かめていくと、「ないほうがいいんじゃないかな」と思う感覚ばかりです。ただ、感覚が減る場合には「ああ、これはいいや」と思ったりします。

たとえば、私の左膝は痛みがちなのですが、そのあった痛みが消えたなら、「消えたことはありがたい」と感じます。身体をじーっとチェックしていると、どんどん別な感じになってきて、痛みも消えて何のことはない状態になって、「感覚が減ったほうがありがたいなあ」と感じます。消えるまでいかずに、感覚がちょっと変わったときにも、前と比較して「いいなあ」と思ったりします。

Column 10

至福感とブッダの真理

瞑想で感覚を感じてみると、感覚を感じなくなったら「ありがたい」と思ってしまうことに気づくはずです。その通り、感覚の中に至福感はありません。感覚が減っていったときに「ああ、それならいいや」となるだけ。これがブッダが発見したひとつの事実です。真理なのです。世の中で永遠不滅なものは何もありませんが、ブッダが発見した真理は不滅です。

たとえば、息を吸ってみましょう。「息を吸うことなんて、たいしたことじゃない」と思っているでしょう？　吸って、吸ったまま、じーっとその感覚を保ってみてくださ い。至福感を感じるでしょうか？　やってみればすぐにわかります。至福感どころか、地獄を感じます。では、今度は息を吐いてみてください。吐いたら吐いたままで、じーっとその感覚を保ってみます。至福感は感じるでしょうか？　やはり地獄の苦しみを感じるだけです。だから変えるのです。息を吸った人は吐くのです。吐いた人は吸うのです。苦しいから、嫌なものだから、次から次へと感覚を変えていく。これが、「生きること」です。「生きることは苦である」という、ブッダの真理です。

我々が感じるものは、すべて嫌なものです。ただ、ふだん私たちはあまりにも鈍感で、いちいち「嫌だ」と感じないだけなのです。「感覚がある」とは生きていることです。ですから、生きることの中に至福感はないのです。もし完全に、感覚から離れることに成功できれば、それが仏教が語る究極の至福感です。そこまで脳を開発しましょう、と仏教は勧めます。

Column 11

感覚は飽きるもの

どうして和食は、おかずの品数があんなにたくさんあるのでしょうか。どうして同じ大豆でも、いろいろな方法で調理や加工をするのでしょうか。

大豆をそのまま煮て食べたりもしますし、味噌や醤油にしたり、お豆腐にしたりもします。そのお豆腐ひとつをとっても、厚揚げ、油揚げ、絹や木綿豆腐、湯葉にもすれば、干して高野豆腐にもします。さらに調理方法も、いろいろあります。冷奴にするわ、湯豆腐にするわ、しょうがおろしをつけたり、しょうゆをかけたり、小ねぎや鰹節をかけたり、いろいろなことをします。「煮る」場合でも、砂糖やしょうゆを入れて煮る場合もあるし、塩茹での場合もあるし、昆布を刻んで入れる場合もあります。

豆腐の味が世界一おいしかったら、何も手を加えないでそのまま食べればいいでしょう？　どうしてこんなにいろいろやるのか、智慧があれば、ちょっと観察能力があれば、これだけで真理がわかります。答えは「飽きてしまうから」です。

たとえば、湯豆腐と冷奴はそれなりに違いますから、二つを交互に食べるなどしていれば、そんなにすぐは飽きません。しかし、朝ごはんは冷奴だけ、昼ごはんにまた冷奴だけ。夜も同じです、となってくると、聞いただけでも嫌になってくるでしょう。では、冷奴はまずい料理でしょうか？　そうとも言えません。

みんな、何かを「おいしい」「おいしい」と食べますが、それは観察能力がゼロだからです。観察してみると、口にしたおいしさは、すぐ飽きるものだとわかります。冷奴でも、ひと口だけならそのまま食べられますが、二口目を口に入れるときには、もうしょうゆをかけているのです。三口目は、さらに鰹節をかけて食べるのです。飽きるからです。

このように、いかなる感覚でもすぐに飽きてしまって、嫌になって、変えたくなるのです。それで身体が動いているのです。吸ったら吐く、吐いたら吸う。立ったら座りたくなる、座ったら立ちたくなる。座っていると歩きたくなる。歩くと止まりたくなる。止まっていると また腰を掛けたくなる。ごはんをひと口食べるとおかずを食べたくなる。ごはんも食べてお菓子も食べたら、やっぱりお茶が合うからと、お茶をいれることになります。

科学的に調べると、すべての感覚は飽きるものなのです。すごく嫌な気分にさせるものなのです。いくら生きてみても、満足できる感覚は生まれません。

感覚は生きているということです。つまり、生きているということというのはすぐ飽きてしまうぐらい、嫌なものなのです。

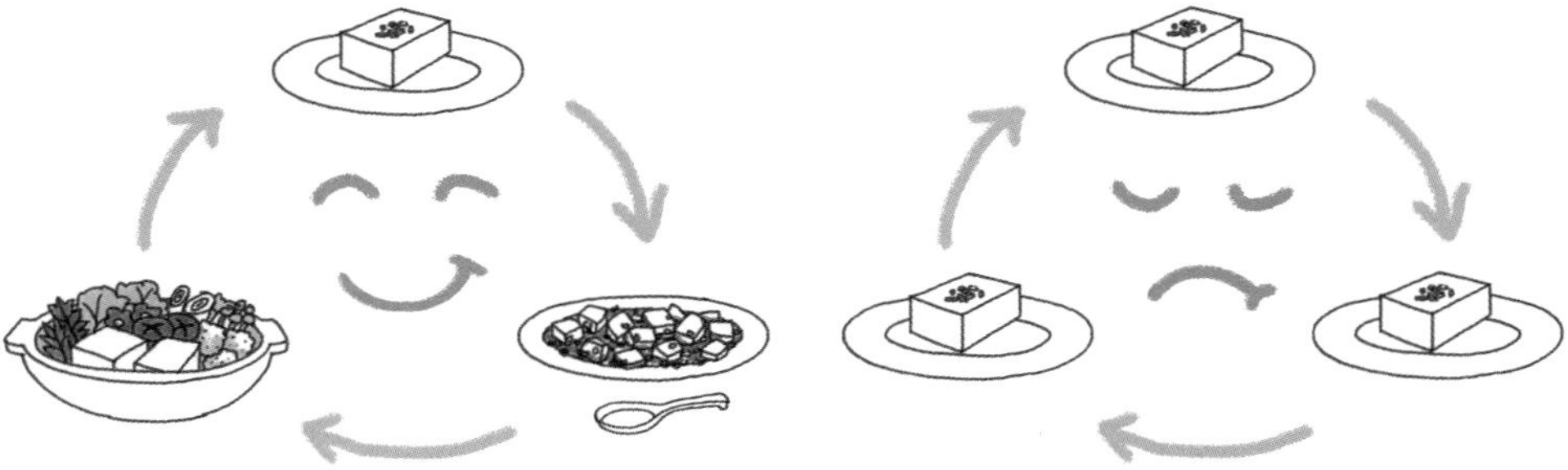

ステップ2のまとめ

ではステップ2の最初からの流れを整理しましょう。

❶ストップモーションに入ります
❷死体になります
❸感覚を感じます
❹感じて、放っておきます

この4つです。そして大事な仕事は2つです。死体になることと、感覚を感じて放っておくことです。

何か至福に感じる感覚はあるか、徹底的に、一生懸命、調べてください。最初は、短時間でもかまいませんが、慣れてきたらずっとチェックするようにしましょう。できるだけ長い時間続ければ、生きることは飽きるものの連続であると、嫌でも思い知ります。真理を発見します。

Column 12

解脱へのパスワード

感覚を調べていくと、本当に、すべての感覚は飽きるべきものであると知ります。すると、心の執着は消えます。「何としてでも生きてみたい」ということが消えるのです。生きることに執着することは極端な無智であり、執着こそ極端な大失敗であるとわかるようになります。無執着の心、智慧が完成した心を解脱というのです。

瞑想が解脱に達するまで進むためには、あるパスワードが必要です。それは、「放っておく」(let go）です。

たとえばお尻の感覚をみたら、お尻が痛い、と感じたとします。「まあ、放っておきます」。「膝も痛いなあ」となったら、「まあ別に。放っておきます」。「鼻がちょこっとかゆい」、「まあ放っておきます」。「右足は、しびれたような感覚」、「まあ放っておきます」……このように、「放っておきます」ということを訓練していってください。

私たちは、感覚を放っておいたほうがいいのです。関わらないほうがいいのです。感覚はまぎれもなく嫌なことで、至福の感覚は生まれません。ですから、執着しないで放っておくことにします。

世の中で瞑想する人はいくらでもいますが悟りに達する人は少ない。その理由は、みんな「感覚を放っておく」というパスワードを忘れているからです。いくら瞑想しても、パスワードを忘れると成長はストップです。俗世間だけではありません。仏教の世界も同じです。「仏教徒である私も悟らなくては」と偉そうなことを言いながら、何かに執着しているのです。ですから、瞑想してもしても、瞑想が進まないのです。結果、俗世間的な立派な人間になります。超越した人間にはなかなかなれません。

パスワードをよく覚えておいてください。「放っておく」、英訳で〝let go〟。これはものすごく大事です。

【ステップ3】 思考をストップさせる実況中継

生命の秘密

3番目は実況中継です。この3番目のステップがいちばん大事な項目です。今皆さんは、痛み、かゆみ、しびれなどの感覚を感じましたね。この感覚のあとに心が汚れるのです。感覚によって心が汚れるというポイントは生命の秘密だと覚えておいてください。

今まで人類の中に現れた宗教家たち、思想家たちは、罪とはなんなのかと思索に明け暮れていたのですが、答えは見つからなかったのです。ですから「神に逆らったから」「禁断の実を食べたから」などなど、神話に頼って答えようともしています。心理学者もエゴの問題などを考え出します。しかし「なぜエゴがあるのか」という問いには答えがありません。「なぜ心が汚れるのか」という問いに彼らの答えはないのです。

しかし答えはあります。それは「感覚があるから」です。身体に感覚が起こると、その感覚を感じたり、判断したり、感覚に合わせて感情を作ったりするのです。それで個人個人の勝手な主観の世界が現れてきます。怒り、欲、嫉妬、恨み、憎しみ、悩み、落ち込み、無智、などのすべての心の汚れは感覚から生じるのです。

ですからこの事実こそが、生命の秘密だとしたほうがよいのです。誰にも発見できなかったから秘密だと言ったのですが、実は明確に実証できる事実なのです。

心が汚れる瞬間

生きるものには感覚があります。感覚があるからこそ、生きているというのです。感覚は善でも悪でもありません。しかし感覚が生まれてすぐ、それを判断したり、考えたりするところから、心が汚れだすのです。

たとえば人が何かを見たとします。目に感覚が起きたのです。次にその人は「なんて美しい花でしょう」と思います。見えたところまでは心は汚れていないのです。「なんて美しい花でしょう」と判断に達した瞬間に心に汚れが起きたのです。それについてさらに考え続けるならば、さらに汚れ続けるのです。このプロセスは想像を絶する速さで起こるので、お釈迦さま以外の誰にも発見できなかったのです。

瞑想を始める人が最初から心の微妙な働きを把握するのは難しいです。ですから現実的になりましょう。

「見えたり、聞こえたり、触れたりするだけでは心は汚れません。見えた、聞こえた、触れた、感じたものは何でしょうかと、考え出した瞬間から心が汚れるのです」。

このように理解して実践を始めてください。思考を止めることができたならば、論理的には心が汚れることをストップしたことになるのです。

この思考を停止させる実験をやってみると、現実的に心が清らかになっていくのです。ですから、何とかして思考をストップすることにチャレンジしてください。

考えること、思うことはすべて汚れ

心が汚れないように止めておくのはとても難しいのですが、やり方があります。しかもとってもシンプルなやり方です。心の汚れとは「考え」です。「心が汚れた」＝「考えた」です。「きょうは暑いですねえ」と言ったら考えていますよね。それで心は汚れているのです。あるいは「この花はほんとにきれいですねえ」と思った瞬間に、もう心は汚れています。どんなによいことを思っても心は汚れるのです。「あの人は本当にいい人間ですねえ」と思っても、心は汚れています。

なぜよいことを思うのに、それで汚れるのでしょうか。水にたとえてみましょう。清らかな水は無色透明です。水に茶葉の成分が入ったらお茶になります。おいしいかもしれませんが、水は汚れたのです。水に細菌や放射性物質が入ったら、汚れた危険な水だと考えるというのは普通の立場です。精密に言えば、水に茶葉の成分が入っただけでも汚れているのです。というわけで、心によい思考が入っても真理の立場からは「汚れた」といいます。清らかな心とは水のように無色透明でなければなりません。

本物の清らかな心は無色透明です。ですから思考を完全にストップしなくてはいけません。思考の完全停止というのは極限に難しいことなのです。しかし不可能ではありません。それができた瞬間に、もう悟りに達しています。

勢いよく、すき間なく「実況中継」

では思考を停止させます。どのような方法かというと「実況中継」です。言葉で自分がしていることを、自分が感じている感覚を、実況中継するのです。実況中継すると、思考ができない状態になります。しかし頭はものすごく使っています。実況中継はかなり激しい脳の運動なのです。ヴィパッサナー瞑想とはこの実況中継をすることなのです。

実況中継をする際にひとつポイントがあります。思考が割り込めないように、かなり勢いよく、すき間なく実況することです。すき間で思考が漏れると、汚れになってしまいます。ですから言葉をつなげてください。言葉は頭の中だけです。死体になっていますから、唇は動かしません。脳だけを動かしてください。

思考を停止する実践

順を追って、実践していきましょう。

❶死体になります
❷身体を止めます
❸感覚を感じて放っておきます
❹すき間なく実況中継します

では座っている状態でやってみましょう。使う言葉は2つです。

「座っています」「感じています」。それだけで実況していきます。笑っちゃうほど簡単ですが、真面目にやってください。

「座っています」は身体のこと。

「感じています」は心のこと。

死体になって、感覚を感じて放っておいてください。放っておいて実況をします。「座っています、感じています」「座っています、感じています」「座っています、感じています」とうるさいほど実況して、頭を極端に忙しくしてください。頭に絶対、暇をあげてはいけません。頭の中が超忙しい状況を作るのです。すき間なく、実況します。これで新しい神経回路が生まれてくるのです。

【ステップ4】スローモーション

焦りをなくして因果法則を発見する

瞑想は今までに挙げた3つのステップです。この4番目のステップは、もうちょっと人格を育てようという項目です。「焦り」を治す実践です。102ページで、ヴィパッサナー瞑想を実践するにあたってはサマタ（落ち着き）が必要だと言ったことにも共通します。

焦りがあると、人は頭が悪くなってしまいます。何をやっても失敗してしまいます。自分が何をしているのか、何もわからないまま生きてしまいます。ですから焦りをなくし、いつでも落ち着いていられるようにしてください。これは智慧を開発するのに必要なことです。誰でも人生に失敗したくはありません。それには何があっても焦らないことです。

真理を発見すると最終的に焦りがなくなるのです。知らないものがあればあるほど人は焦ります。物事を知れば知るほど、落ち着きます。真理を知ってしまえば最終的に落ち着くのです。ですから、真理を発見することにしましょう。

真理とは「一切の物事は因縁によって現れて、因縁によって消えていく無常の流れである」ということです。

今この文章を読んで皆さんの焦りが完全に消えましたか？　せっかく今、真理とは何かと教えてあげたのに焦りは消えていないと思います。それは「聞いただけではダメ」という話です。ですから各自一人ひとりが自分の力で、真理、因果法則を発見するのです。因果法則を発見することに成功した人は、2～3分以内にでも悟りに達することが可能です。

スローモーション

では、焦りをなくして因果法則を発見するための実践、智慧が現れる実践をしてみましょう。それがスローモーションです。いたって簡単な実践です。たとえば手を上げて、手を下げる。その動きをできるだけゆっくりと行ないます。じっくり時間をかけてください。これでけっこう落ち着きます。イライラしてどうしようもないとき、いきなりスローで身体を動かしてみてください。映画のスローモーションのように、まるでコマ送りの映像のように、身体を動かしてみてください。それですっと落ち着いてしまいます。

このスローモーションは、かなり意図的なスローですから、「やりたい」とはまず思えないでしょう。そこは修行です。修行はやりたくないものだと決まっています。修行がやりたくてたまらないという人はいません。そういう人がいたら、詐欺、インチキ、嘘を言っているのです。「いえいえ、もう嫌で嫌で、どうしようもないけどやっちゃってます」という人は正直です。その分、性格も直っています。修行とは、やりたくないことに、どこまで闘ったのか、ということなのです。

スローモーションのポイント

大事なスローモーションのポイントを挙げます。

❶目で見ない

目を開けてもいいのですが、動きを目で見ません。感覚でやるのです。目で見ないで感覚を感じてください。

❷スピードを一定にする

たとえば腕をある速度で上げたら、下げるときも同じ速度で動かします。速度は常に一定です。

「速度を変えない」ことは、とても単純で簡単なことに聞こえますが、実はすごいことなのです。人間というのは感情の奴隷です。頭で考えて、判断して生きるということは、まずありません。感情に生かされています。感情と身体の関係には一つの特徴があります。感情が微妙に変わると身体のスピードも変わるのです。考えがスッと入るとスピードが変わります。

ですから、それを逆手にとって、身体の速度のほうを安定させるのです。それで感情も落ち着いてしまいます。もう感情の奴隷ではなくなり、逆に感情を支配できるようになります。それは理性で生きるということです。

❸スローモーションと同時に瞑想もする

瞑想とはステップ3の思考の完全停止です。すき間なく実況中継することです。動きのスローとはうってかわって、手を上げる場合は「上げる、上げる、上げる、上げる……」と、かなり矢継ぎ早に実況中継してください。脳を忙しくしないと思考が簡単に割り込んできます。「上げる、上げる、上げる、上げる……」と忙しく実況中継をして、ずーっと同じスピードで手を上げていって、止めるところで一度、「止める」と、しっかりと実況中継します。次にまた、「下げる、下げる、下げる、下げる……」と忙しく実況中継しながらスローに手を下げていって、「置く、置く、置く、置く……」と手を置くまで、ずーっと実況中継します。このように、ひとつひとつ、脳を中継で忙しくしたまま、ひとつの仕事を終了するのです。

必ず「one at a time（ひとつずつ）」です。一方の手が確実に終わってから、もう一方の手を動かし始めます。「上げる上げる上げる上げる……」、それがまた終了したら、もう一方の手を動かし始める、という感じです。上げ方、動かし方自体はどのようでもかまいません。右手と左手、交互にやっていきます。

【ステップ5】 背筋を伸ばす

怠けをなくす

私たちがなぜ能力を開発できないのかというと、それは心の中に怠けがあるからです。怠けをなくす方法がこの5番目のステップです。やり方はいたって簡単、背筋を伸ばすだけです。姿勢を正します。背筋を伸ばしていると怠けが起きないのです。疲れません。

2つの怠け

挑戦しようとしている瞑想は、脳開発のプログラムです。神経回路を伸ばして、より好ましく配線することが狙いです。そのためには、身体のエネルギーに流れてもらわないといけません。怠けが入り込んだらうまくいきません。

怠けというのは2つあります。ひとつは、身体の調子が悪くて動かない場合。身体の調子が悪いときには動きたくないのです。1カ所で座って横になっていたくなります。もうひとつは精神的な怠けです。それは「煩悩」といいます。精神的な煩悩は修行でなくすしかありません。

脳を開発するためには、身体にエネルギーがしっかり流れなければなりませんから、とにかく怠けをなくします。「怠け」といってもピンとこないかもしれませんが、修行中の眠気が怠けです。5番目のステップは、この怠け対策です。

修行中に眠気が入ったらもうアウト、エネルギーがなくなりますから、修行中、決して眠気が割り込まないように気をつけなくてはいけません。まず、肉体的な怠けが生まれないようにします。それに成功して肉体的な眠気がなくなっても、そのあと煩悩の眠気が襲ってきますから、何とかふんばって頑張って解決します。

Column 13

幸福の物質

ある老齢の女性に、「人生の中でものすごく幸せを感じたことがありますか？」と聞いたら、「1回あります。子どもを産んだときです」という答えが返ってきました。長い間生きていても、たったひとつだけなのです。しかも、それも本当の幸せとは言い難いのです。

私は、その女性の答えに対して何も言いませんでしたが、子どもを産んだら、脳の中にオキシトシンというホルモンが生まれます。子どもを育てるために母乳を出さなくてはいけませんから、母乳作りの工場をオンにするために、脳がオキシトシンを作るのです。血液中にオキシトシンが流れると、ものすごく幸せを感じます。それによって子どもへの強い愛着も生まれます。つまり、この女性の言ったことの本質は、「子どもを産んだことで出た物質によって幸福だと思った」というだけのことなのです。

身体から出る物質、ホルモンの類にはかなり危険なものもありますが、オキシトシンは危険ではなく元気になります。今までなかった力が出てきます。頑張れるのです。

しかし、たとえオキシトシンのおかげで幸福を感じたとしても、人生は、結局は「納得いかない」ということで終わるものです。一生懸命、子育てをして、子どもが自立したときに「あなた、納得していますか？」と聞いたら、きっと不平不満がいっぱいあるでしょう。子育てに限ったことではありません。「仕事に納得していますか？」と聞いても、おそらく納得いっていないでしょう。「今、着ている服に納得していますか？」と聞いても、おそらく納得していないでしょう。人間とは、そういうものです。

何をやっても納得しないのは感覚の問題です。感覚というのは飽きてしまいます。嫌になるのです。飽きれば「もう、やってられない」という気分が出てきます。サボりたい、文句を言いたい、誰かに当たりたい、誰かのせいにしちゃえ、などと思います。精神的な問題なのです。

奥さま方はよく、子どもが言うことを聞か

なくなってしまったら「お父さんが悪い」とだんなさんの悪口を言うでしょう。「仕事ばっかりで子どもの面倒をちっとも見ない」という言い分です。しかし、父親が仕事ばかりで子どもに対して何もやっていないなら、母親だけが躾をしていることになります。だったら、子どもが言うことを聞かなかったとしても、悪いのはご自分でしょうね。この奥さま方のだんなさんへの悪口というのも、やはり本質的には「納得がいかない」ということなのです。

もし、だんなさんがずっと子どもにかまっていたら、おそらく奥さんはそれが嫌だと思うことでしょう。「そんなにかまってないで放っておいて」と、文句を言うと思います。それに、仕事ばかりしているだんなさんが、本人が納得して仕事ばかりしているかというと、そうではないのです。「仕事ばっかりで子どもと遊べないし、面倒を見てあげることもできない」などと悩んでいるのです。だんなさんは奥さんのこととしては文句を言いませんが、「社会が悪い」「会社の経営が苦しい」「昇進がうまくいかない」などと言って、奥さんに当たることになります。

何が言いたいのかというと、「生きるうえで納得はない」ということです。「決まって納得にはいたらない。だから諦めろ」ということなのです。無執着で、ただ生きてみればいいのです。しかし、それができないので、怠けが入ってきます。そこは修行で、精神的な怠けをなくさなくてはいけません。

姿勢の正し方、正しい座り方

姿勢を正すと心が活発に働きます。逆に、精神的に弱くなってくると姿勢が崩れます。脳の働きぶりは、すぐ身体に現れます。身体の状況を見たら、脳の本当の姿も見えるし、今、脳がどんなふうに働いているかも見えます。

瞑想会などでも、姿勢はとくに厳しく指導するポイントです。姿勢が崩れている、つまり原始脳（古い脳）ばかりを使っている状態というのは、脳の使い方が間違っていますから、そのうち脳に不具合が起こって誰よりも本人が困ることになります。ですから、厳しく指導する、大事なポイントです。

姿勢をしっかり正して、行儀よくそれを保ちましょう。すると脳が動き出します。具体的には背筋を伸ばすだけですが、そんなに簡単なことではありません。背筋を伸ばして、背筋の先に頭がありますから、頭をちゃんとまっすぐにしなくてはいけません。ちょっとでも頭が前に下がるとエネルギーの流れが悪くなります。

背筋は骨盤で伸ばします。背筋の正しい伸ばし方、正しい座り方を順を追ってご説明します。

瞑想用の座布団か、普通の座布団を用意します。普通の座布団の場合は2つ折にします。2枚重なった座布団の上に深く座り、両膝が床面に着くようにします。できる方は結跏趺坐でもよいですし、普通のあぐらでもかまいません。足を組むのですが、好きなようにズラしてかまいません。楽だと感じるような組み方で座ってください。ポイントは、両膝を床面に着けて安定させることです。背中をまっすぐにして、安定して座ることができればよいです。

背筋の伸ばし方を説明します。

まず、身体に筋肉がなくなった、骨だけになったと想像してください。そして背筋を伸ばします。筋肉を使って身体を張ると痛くなって姿勢が崩れます。ですから、頑張って自分の骨組みを感じようとしてみてください。そうして、骨だけをイメージして伸ばしておくのです。肉体や筋肉ではなく、骨のことを考えましょう。そのようにすると、まっすぐな姿勢がとれますし、長い時間、保てます。

手順は以下の通りです。

❶骨だけになったと想像します。

身体の中心点は骨盤です。お尻側の骨盤をちゃんと座布団に付けて、その状態からちょっと前に倒します。それが正しい位置です。骨盤はもともと、ちょっと前に倒れているのが正しい位置です。

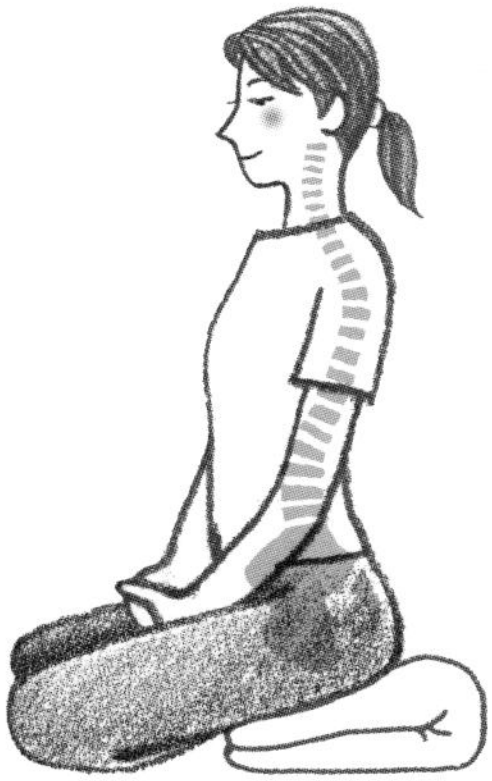

❷座布団に段差をつけて座ります。
座布団を2つ折にするか、高さが足りなかったら4つに折ってもかまいません。坐禅用の坐蒲を使ってもいいでしょう。段差を作って高いところにお尻を載せ、坐骨の角度を安定させます。

❸膝をしっかりと床につけます。
骨盤と両膝の三点でしっかりと身体を支えます。

❹骨盤を前に倒します。
骨盤が前に倒れないと感じる場合、胴体を落としてお尻を後ろに出すようにすると倒れます。

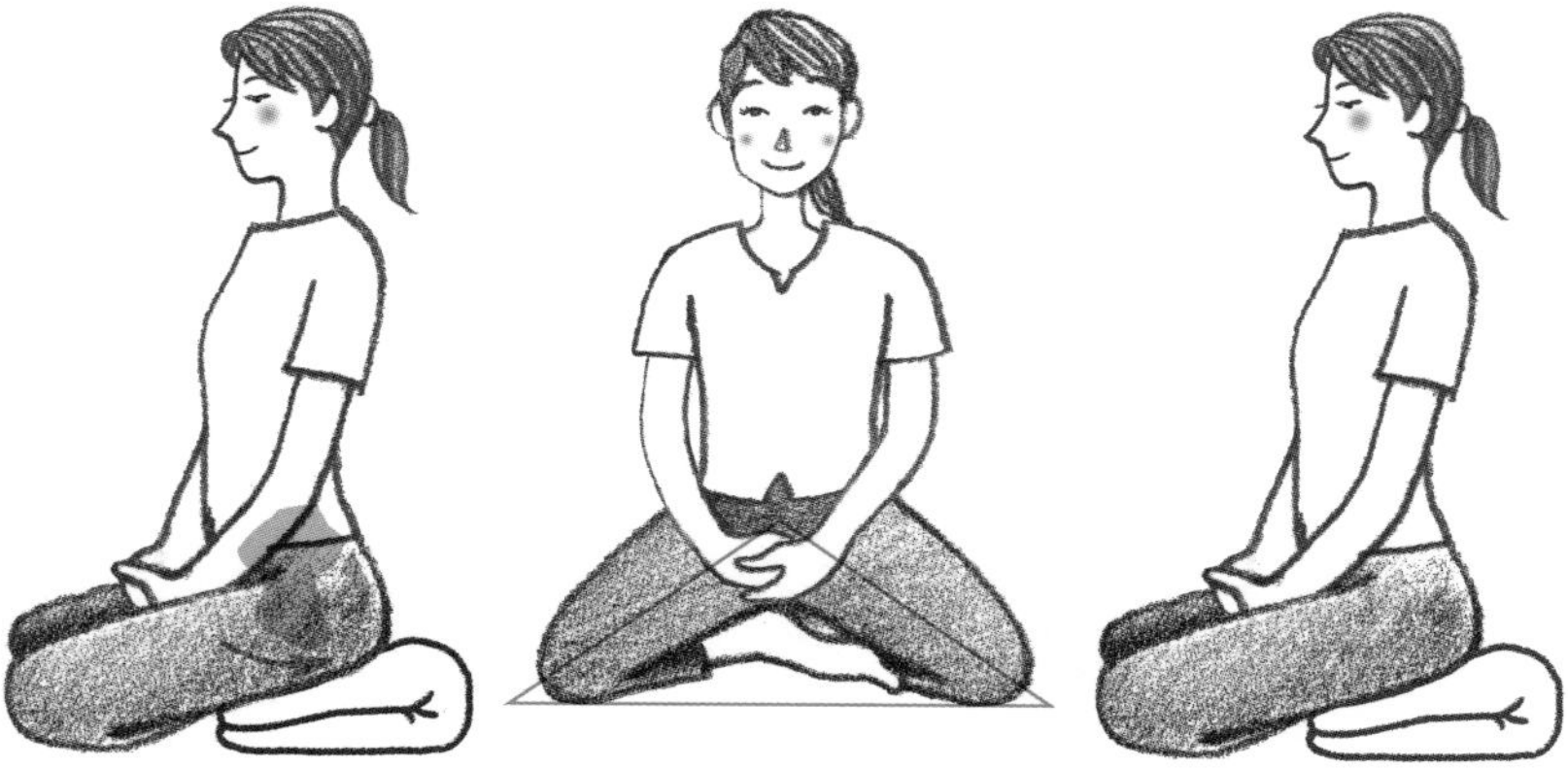

❺実況中継します。

「伸ばす、伸ばす、伸ばす、伸ばす……」と実況しながら、背骨を1個、1個、重ねていくような気分で、お尻から首や頭まで、下から上へ伸ばしていきます。

その後、姿勢をチェックし、力を抜きます。そのとき「力、抜けます、抜けます、抜けます、抜けます……」と実況します。注意していただきたいのは「抜きます」ではなくて、他人事として「抜けます」と実況することです。実況しながら、今度は頭の上からじわじわと、下へ下へと意識を下ろしてお尻までもっていきます。

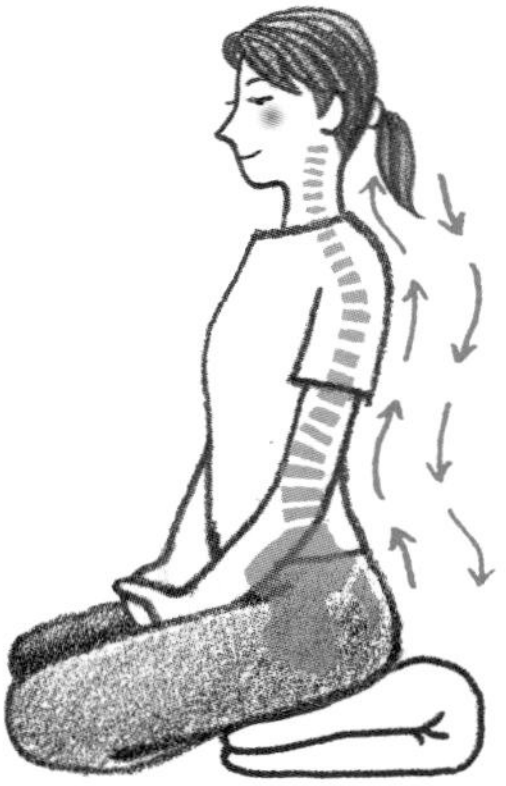

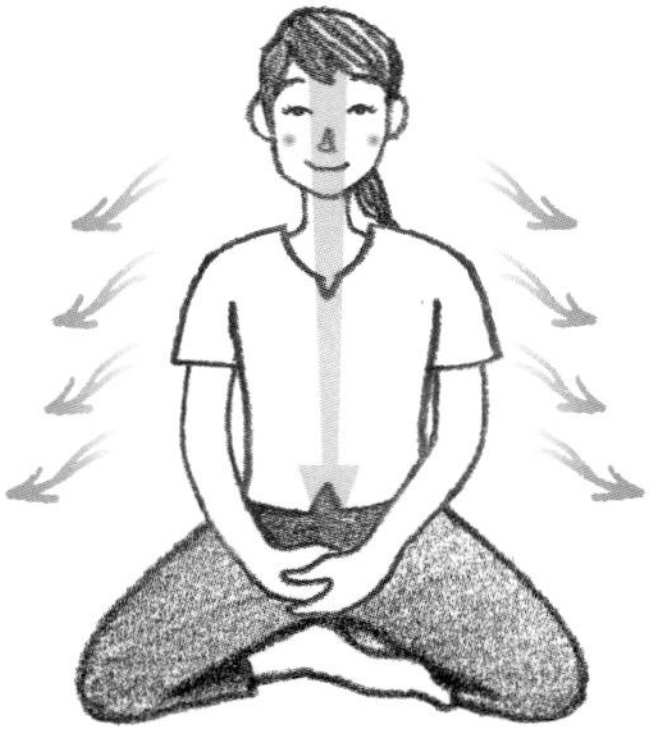

姿勢を正すときの実況中継

背筋を「伸ばす、伸ばす、伸ばす、伸ばす……」と、激しく実況中継します。お尻に力を入れます。正しく伸びると肩には力が入りません。

十分に伸びたと思った時点で、自分の首の位置や頭の位置をチェックします。いつもの癖などによってまっすぐでない場合もあります。前後や左右に曲がったり倒れたりしていたら、正しい姿勢ではありません。左右はそれほど大きな問題ではありませんが、前後は気をつけてください。ちゃんとまっすぐかどうか、顎でチェックします。顎を微妙に引くと、まっすぐになります。

顎をちょっと引いて首をまっすぐにすると、最初はちょっときついかもしれませんが、慣れてくると座り心地がよくなります。

次に、この姿勢を崩さないで「力、抜けます、抜けます、抜けます、抜けます……」と実況します。「抜きます」ではなくて必ず「抜けます」と実況します。

実況しながら、まず頭を感じます。それからスローモーションで首を感じます。それから、「力、抜けます、抜けます、抜けます、抜けます……」と、またちょこっと意識を下げて、肩を感じてみます。また「抜けます、抜けます……」と実況中継しながら、もうちょっと意識を下げてみます。このように、ずっとスローで意識を下げ続け、それを骨盤まで続けます。骨盤まで下げると、もう「力、抜けます、抜けます……」と実況中継しても力は抜けません。それでOKです。

本当に力が抜けた状態になれば、上半身には何の力も入っていない状態になります。お尻、骨盤に力を入れて座っている状態です。上半身がすごく軽くて、上半身の筋肉はすっかりリラックスしています。実際に触ってみても、筋肉はぜんぶリラックスしてどこも硬くなっていないという状態です。訓練次第でそれが上手にできるようになりますから、できるようになるまで続けていってください。

次に、厚いまっすぐの板を、背中から頭にかけて強力接着剤でピッタリと貼り付けるイメージを作ります。要するに、上半身は前にも曲がらない、後ろにも曲がらない状態です。このイメージを使うと、胴体がビシッとまっすぐになるでしょう。

厚い板が背中に貼り付いているイメージができたら、胴体を前へパタッと倒します。厚い板が貼り付いていますから、胴体がまっすぐなまま、お辞儀をするような感じです。厚い板で固定されているので、上半身をパタッと倒しても首は動きません。では、どこから身体が倒れますか？　固定した上半身が、足の付け根の関節が回転することで倒れるのです。もしかすると骨盤もちょこっと上がるかもしれません。その通りになっているか、首が動かないか、チェックしてください。

このときは実況中継は1回です。背骨を伸ばして、厚い板を貼り付けて、「倒す」とだけ実況します。「パタン」という感じで倒してください。首がまっすぐのままかどうか、気をつけながら倒します。倒して、少しそのままでいます。

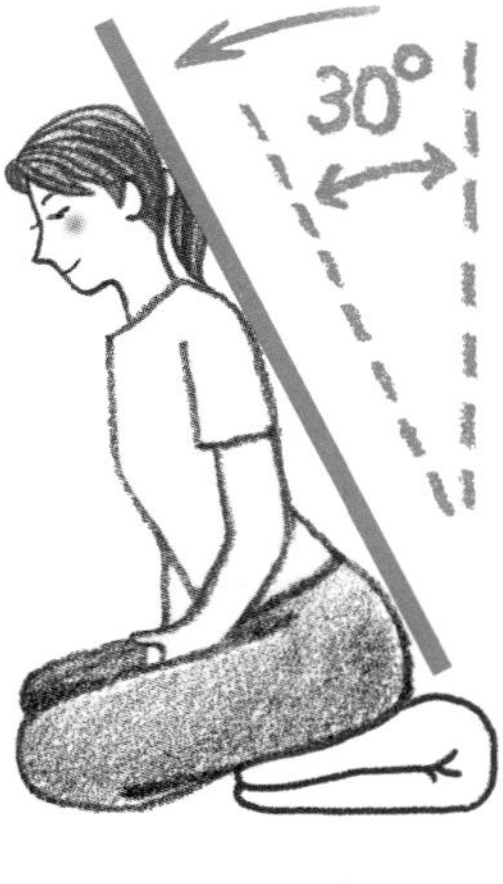

上半身をパタンと、お尻で倒していますから、そのままでいるとお尻が硬くなってきます。そうなったら、次のステップです。また、スローモーションで、「上げる、上げる、上げる、

上げる……」、ずーっと、ゆっくり上体を上げていきます。ちょうどいいところにくるまで上げてください。

ゆっくり上げてきて、「ちょうどいいところだな」と思ったら、「止まります」と実況中継します。「止まります」と実況中継して、止まったところで、3回、「固定します、固定します、固定します」と、脳に宣言します。

このようにトレーニングを続けていくと、骨盤と両膝で支えるピラミッドのような正しい姿勢が、うまくとれるようになるでしょう。

「分析」と「期待」をしてはいけない

さあ、いよいよヴィパッサナー瞑想を始めてみましょう。

ブッダが、すべての悩みや苦しみから離れることに成功した（悟りを開いた）のは、「思考を停止する」瞑想、ヴィパッサナー瞑想です。何も考えないことにチャレンジしてください。

智慧がないと思考は停止しません。これは大変なチャレンジです。ですが、誰にでもできるのです。子どもにもお年寄りにもできます。激しく身体を動かす必要はありませんからね。

ただ、ヴィパッサナーで観察をするときに、気をつけてほしいことが2つあります。ひとつは、自分で分析しようとしないこと、もうひとつは瞑想で何か発見できるだろうと期待しないことです。

自分で分析しようというのも、ずるい働きになってしまうのでよくありません。「分析しよう」という気持ちには「私」というものがずるく隠れているのです。

そしてまた、分析すると何か見えてくるだろう、何かわかってくるだろうと思ってしまうと、そこにも「私」というものが隠れているのです。それらは、やめようとしている「思考」の燃料になるのです。

とにかく、強引に何かを引き出そうとしないで自然に任せてください。強引に引き出そうとすると、「私が」「自分が」というものが出てきます。そうなると必ず、「客観的に見る」ということから離れていってしまうのです。

Column 14

修行は自己責任

仏道はいつだって中道で、苦行ではありません。しかし、修行というのは、「やりたくはない」と思うものです。かといって、「こんなことはいくらなんでも難しい」などと文句を言うようなものではありません。誰にでもできます。

修行で何をするのかというと、ただ「立ってみましょう」「歩いてみましょう」「座ってみましょう」というだけのことです。これが修行になります。

各自で、自己責任でやることが大事です。自分が自分の監督であること。これが修行の欠かせない条件です。「言われたからやります」というのでは、結果はゼロです。「私がやりたいからやる」、その「やりたい」という気持ちが必要なのです。

仏教はいわゆる信仰、宗教ではありません。「お偉いお釈迦さまが汝らに命令する」などということはありません。お釈迦さまは偉大なる先生で、極限まで人のことを心配して、人が幸福になるよう宿題を出したのです。宿題は自分でやらないと、自分のためになりませんね。

ブッダの瞑想を頑張ろうと決めることは、誰かに言われるがままに何かをする奴隷でいるのではなく、「自立した」ということです。ブッダの道を歩むことは、自分で責任を持つ人間になるということなのです。自分で気をつけて、言葉、身体の行為、考えなどを管理して生きる人間になるのです。

宗教の特色は人を脅すことです。我々人間は、原始脳・獣の脳にもともと恐怖感を抱えて生きていますから、それを利用して誘います。「このままでは地獄に落ちますよ、それも永遠の地獄ですよ。うちの神様を信じたらもう天国ですよ」と、恐怖感に訴えかけます。ですから宗教を信仰すると、結局、その恐怖感のもとで生きることになってずーっと獣で終わってしまいます。逆に信仰のない人は元気です。信仰に凝り固まっている人々は基本的な精神の元気もなく、獣度が強すぎる状態で生きることになってしまうのです。原始脳・獣の脳に「商売繁盛しますよ」といって飴玉を見せても、「地獄に落ちますよ」と脅しても、脳はちっとも開発されません。

考えてみればわかるでしょう? 一生懸命、題目を唱えている奥さんがいたとして、唱えて悪いというわけではないですが、その唱える真剣さと時間を、きちんと掃除・洗濯をして、家族にちゃんと健康的な食べ物を作り、家計をあれやこれやと頑張ってやりくりするようなことに使えば、そのほうが家庭は幸せでしょう? ブッダの教えは反宗教的で迷信には反対です。完璧に理性主義・客観主義なのです。

お釈迦さまは、いたって簡単な、誰にでもできるやり方で教えています。ぜひ、自立して自分で頑張ってみてください。自分で獣をしっかり叱って抑えて、理性のある大脳で生きるようにしてください。

肉体のことは、お医者さんに治療することができます。しかし薬をあげても、身体が頑張らないと治りませんね。手術をしても、元に戻るのは身体の仕事です。まして身体と違って心のことは、他人にはアクセスできませんから自分でやるしかないのです。

瞑想を始めたら、生まれてはじめて皆さんは自由です。生まれてはじめての自由なので、かえって不安になります。言われる通りにやる猿は、猿の人生に慣れているでしょう? 犬にしても、「お手」と言われたら、なんだかわからないけれど手を上げればいいという、言われる通りにやる人生です。そういう言いなりの人生は楽ですが、結局は猿や犬で終わります。しかし、瞑想を始めるなら違います。自分でしっかりとやって、獣のような人生にピリオドを打ちます。そこを覚えておいてください。

実践 実況中継レッスンをやってみよう！

実況中継の理論

いよいよ、理論に基づいてヴィパッサナー瞑想の実践に入ります。

ヴィパッサナー瞑想の基本的な方法は、「立つ」「歩く」「座る」の3つです。その瞑想に本格的に入る前に、まずは「実況中継のレッスン」をしたいと思います。わかりやすく「ヴィパッサナー瞑想＝実況中継」であると思ってください。なぜ実況中継が瞑想なのかについて少々説明します。

捏造という大問題

私たちには「眼」「耳」「鼻」「舌」「身体」それから「心」という6つの認識チャンネルがあります。仏教用語でこれを「眼耳鼻舌身意」といいます。私たちは「眼耳鼻舌身意」で、「色声香味触法」というデータを感じています。

眼に入るのは色《しき》といいます。「色《いろ》」と「形」だと理解してください。耳に入るのは空気の振動、「音」ですね。鼻に入るのは「香」。香りや匂いです。舌に触れるのは「味」です。身体には「触《そく》」が触れます。これは「硬さ」と「熱」のことです。

そして、その他すべてのものは心に触れます。心に触れるものは実にさまざまなものですから、我々はそれを法（dhamma：ダンマ）といいます。

6つの認識チャンネルにそれぞれの対象が触れたとき、大きな問題が起こります。たとえば私たちは何かを見たときに、頭の中、心の中でそれを画像化するのです。となると、私の頭の中で作る画像と、他人の頭の中に作る画像が、ぴったり同じだという保証はありませんね。他人がどんな画像を作るのかはわかりません。

問題はそれだけではありません。私の脳で作った画像を、私は自分の感情を入れて解釈します。感情を入れて説明して理解して、それからストーリーを作って記憶に送るのです。ですから我々の記憶にあるのは決して現実ではありません。仏教的に言えば、それは「心の中で作った幻覚」にすぎないのです。

このプログラムに私たちはパーリ語でpapañca（パパンチャ）という言葉、日本語で「捏造」という言葉を使っています。

耳に触れるのは空気の振動だけです。それを心で確認します（耳識《にしき》）。それからその確認したことを、頭・心の中で理解できる音にして解釈するのです。それから過去の感情やら、好みやら、いろいろなものを混ぜて自分のストーリーを作ります。このストーリーを記憶として心に溜めておくのです。もちろん、これも捏造です。

舌に触れるのはただの苦味や甘味など、仏教的には6種類とされる味です。それを我々は心の中で「おいしい」「まずい」「お気に入りの味」などと捏造してから理解します。

身体に触れるのは、硬さと熱だけです。しかし私たちは机を触ったり、本を手に取ったりします。本当は、手で本はわからないのです。手でわかるのは硬さと熱だけ。頭の中で「本」を捏造するのです。


そう言うと、「本は捏造ではない」と思うでしょうか？　捏造なのです。なぜならば、猫にだって本を触ることはできますね。しかし、猫の脳の中には「本だ」という概念は生まれません。人間は本に触ると「これは本だ」と、捏造して認識しているのです。

「眼耳鼻舌身」を五根といいます。私たちは五根から入る情報でストーリーを作って、捏造して、「これが事実である」と記憶しておくのです。言ってみれば、世界のことは何も知らないまま、自分が作った幻覚の世界で生きているのです。


この捏造のしくみを破ることがヴィパッサナー瞑想の目的のひとつです。

「私」が知る「あなた」は、「私」の捏造

そもそもこの世の中で、コミュニケーションはなかなか成り立っていません。

もし、「私はあなたのこと知っていますよ」と言ったなら、その言葉の本当に意味するところは、「私はあなたのことを知りませんけど、あなたについてあれこれ妄想した経験があります」ということなのです。

このポイントを正しく理解すれば、相手が「あなたは○○でしょう」と、どんな知ったかぶりを言ったとしても、嫌な気持ちになったりすることはありませんし、心で「違うんだけどなぁ」と思っても、必死になって否定する気持ちもなくなります。

心の汚れの原因は捏造

どうして我々の心が汚れるのかというと、それは心の中にある捏造プログラムの結果です。光と色は心を汚しません。空気の振動は心を汚すことはできません。咲く花には「人の心を汚してしまえ」などという気持ちはまったくありません。「ああ、花はなんてきれいなんだろう」と欲で見ることで、自分で心を汚すのです。「ずっと咲いていてほしいのに、すぐに散ってしまうなんて」と怒りで見て、自分から心を汚すのです。それは、捏造するからです。花を見るだけで、落ち込みで心を汚すこともできるし、何でもできます。何かを味わって怒りで心を汚すこともできるし、欲で心を汚すこともできるし、心を汚すのは、この捏造システムなのです。

もし、清らかな心を作りたいと思うならば、捏造する過程を理解して、ストップする訓練をしなくてはいけないのです。それをすべてまとめて、私はわかりやすくするために「ヴィパッサナー瞑想をする方々は、一切の思考をやめましょう」と言っています。

捏造をストップするヴィパッサナー瞑想

厳密に言うと、思考をやめるのは無理です。しかし、捏造したデータをさらにかき混ぜて、さらにかき混ぜて、新しい捏造概念、また新しい捏造概念を作りまくること、次から次へと思考することをやめましょう、と言っているのです。

たとえば、眼から入った情報で欲を作ったならば、普通に放っておけば、それについて思考妄想して、どんどん、どんどん欲を増やしていくのです。怒りが生まれたら、どんどん心の中で怒りを拡大して膨張させて、自己破壊まで持っていくことは可能です。私たちの心のシステムは、そういう意味では壊れた原子炉みたいなもので、かなり危険です。ですからこの修行のスタートとして、私は「思考をすべて、やめてみましょう」と、わかりやすく言うのです。

思考をやめることが論理的に無理だというのは、光の速度の17倍程度よりももっと速い速度で心が回転するからです。心が回転するとは、思考・妄想することです。ですから「実況中継しましょう」と提案するのです。

実況中継すると心が忙しくなります。他の思考・妄想をする暇がなくなるのです。

「実況中継」は日本文化から作った単語で、パーリ語でお釈迦様がおっしゃったことは「今の瞬間に気づいていること」です。気づき、パーリ語で「sati（サティ）」といいます。私はより具体的にわかりやすくなるように、「実況中継しましょう」と言っています。

思考と妄想は違う

実況中継で思考をストップしましょうと言うと、「思考をやめたらヤバいでしょう」と思う方もいるかもしれませんね。大丈夫です。瞑想を上手にできるようになった人以外は、きちんとした思考能力を持っていないからです。ですから、普通の人は思考自体がヤバいのです。結局は、思考しているといっても、妄想しているだけですからね。

瞑想を上手にできた方々にだけ、正しい思考ができます。論理的に、具体的に、人に役に立つ、自分の幸福になる、人の幸福になる、すばらしい清らかな思考は、瞑想の達人たちだけにできます。この本で実践をしても、思考が完全に死んでしまうことはありませんので心配しないでください。

瞑想をこれから始める人たちの思考は妄想です。ですから「妄想をやめましょう」と勧めます。妄想をやめるためのいくつかの訓練を、これからお教えしましょう。

実況中継レッスン

実況中継と集中力に慣れるためのレッスン

実況中継というのは、今の瞬間、自分がやっていることを実況することです。生活の中で今やっていることを実況中継しようと思うと、少々複雑で難しくなりますから、細かく切って、極力シンプルにする必要があります。

今からいくつか例を挙げますから、そこで基本的なところを覚えて、自分なりの瞑想の仕方をぜひ発明してみてください。アレンジを考えるのは自由です。

〔レッスン1〕　ものを動かして元に戻す瞑想

これは「ものを動かす瞑想」と理解してください。

目の前にものを置いておいて始めます。最初にしっかり、どのように置いたのか覚えておきます。一例として、ここではペットボトルで説明します。

❶まず眼で、目の前に置いたペットボトルの位置をしっかり覚えます。

❷次にペットボトルを取る、自分の手の位置を覚えておきます。右利きなら右手がよいでしょう。右手の最初の位置を覚える場合、眼で覚えないで感覚で覚えておきます。たとえば座って右膝の上に右手を置いてスタートする場合、右手が右膝に触れている感覚をしっかりと覚えておきます。左利きの方なら左手がよいでしょう。

〈前半〉

❸右手で目の前にあるペットボトルを取り、身体の右側に移動させます。

（右手を真上に）上げる、上げる、上げる、上げる……

（右手をペットボトルの上まで）伸ばす、伸ばす、伸ばす、伸ばす……

（右手をペットボトルのほうまで）下ろす、下ろす、下ろす、下ろす……

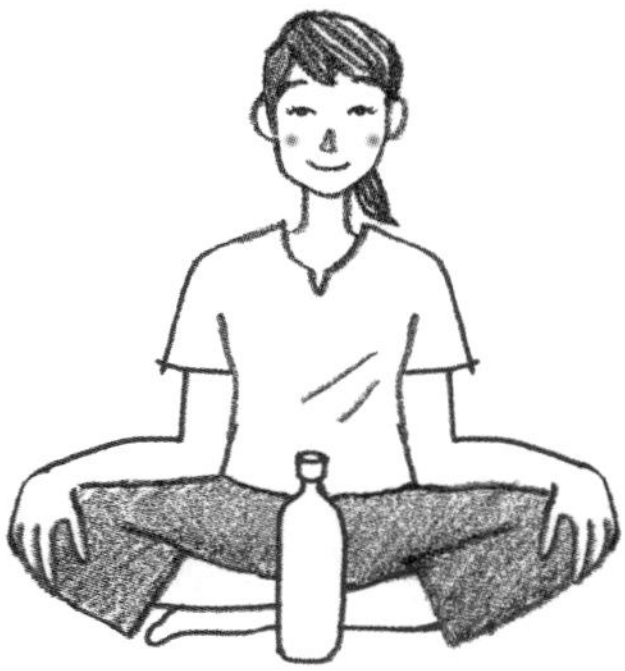

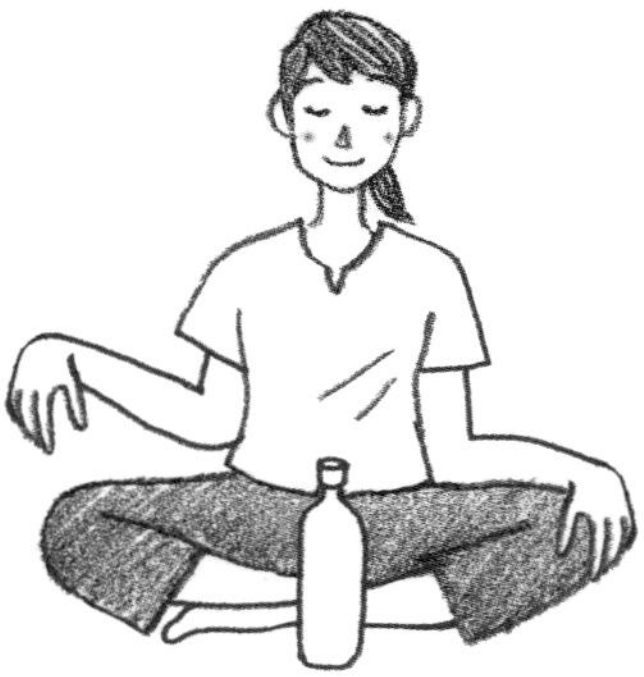

（ペットボトルを）取る、取る、取る、取る……

（ペットボトルを持って右手を）上げる、上げる、上げる、上げる……

（持ったまま自分の右側まで）運ぶ、運ぶ、運ぶ、運ぶ……

（真下の床にペットボトルを）下ろす、下ろす、下ろす、下ろす……

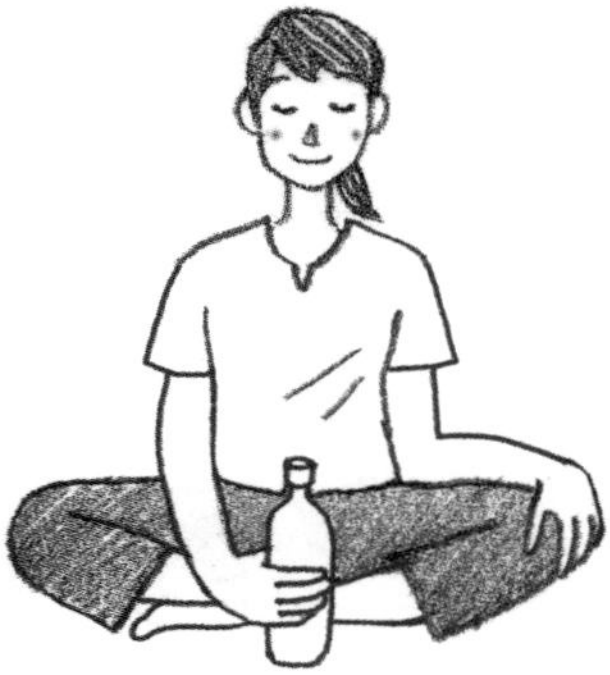

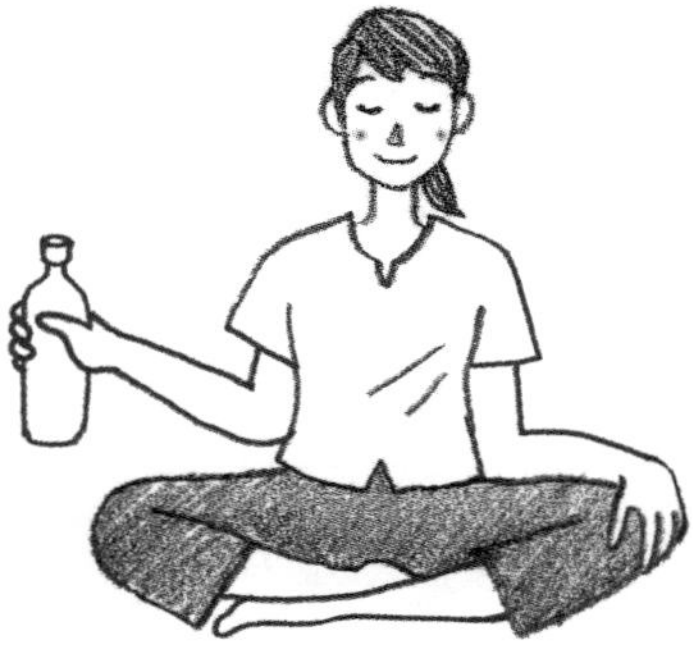

（床にペットボトルを）置く、置く、置く、置く……

（手をペットボトルから）離す、離す、離す、離す……
（手を最初にあった右膝の位置に）戻す、戻す、戻す、戻す……
（右手を右膝に）下ろす、下ろす、下ろす……
（右手を右膝に）置く、置く、置く、置く……

ここまでが前半です。これで手が元にあった通りに戻りました。微妙にでもズレないようにしてください。ズレたからといって罰が当たるわけではありませんが、正確に戻せるまで繰り返してください。

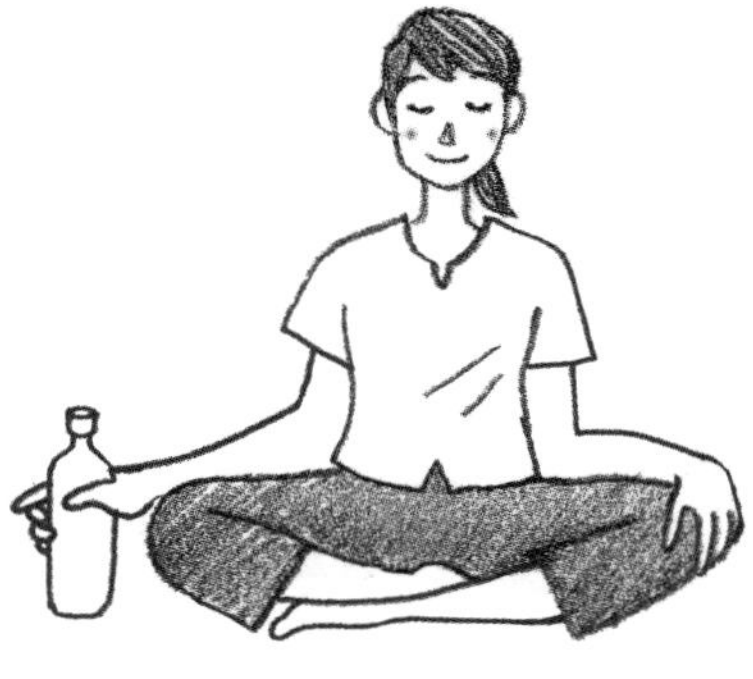

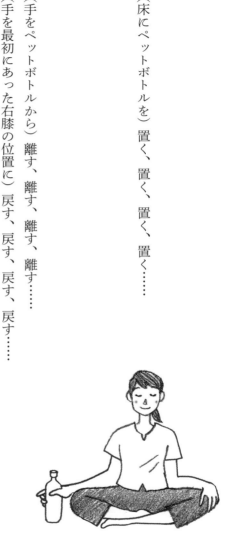

〈後半〉

❹身体の右側に置いたペットボトルを、元の目の前の位置に正確に戻します。

（右手を真上に）上げる、上げる、上げる、上げる……

（右手をペットボトルの上まで）伸ばす、伸ばす、伸ばす、伸ばす……

（右手をペットボトルのほうまで）下ろす、下ろす、下ろす、下ろす……

（ペットボトルを）取る、取る、取る、取る……

（ペットボトルを持って右手を）上げる、上げる、上げる、上げる……

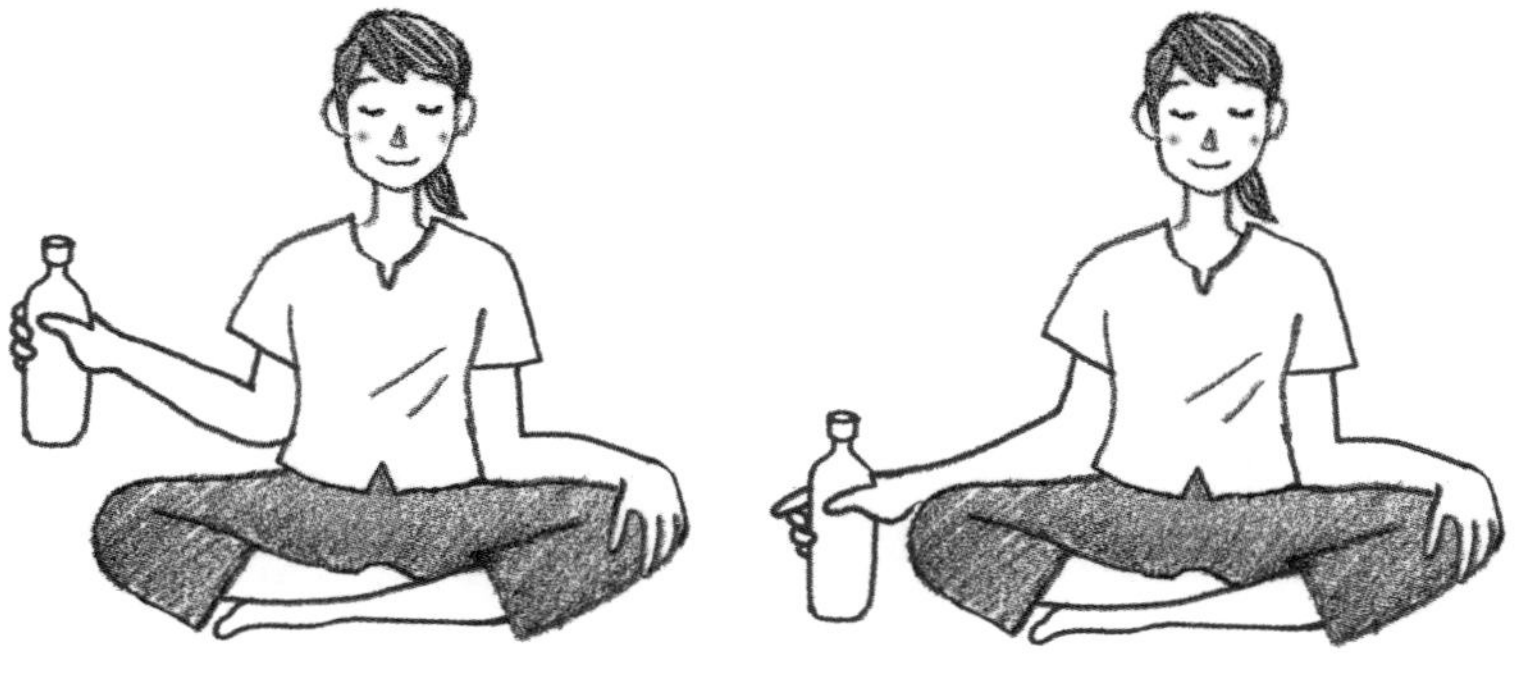

（持ったまま自分の目の前まで）運ぶ、運ぶ、運ぶ、運ぶ……

（真下の床にペットボトルを）下ろす、下ろす、下ろす、下ろす……

（床にペットボトルを）置く、置く、置く、置く……

（ペットボトルの位置を）合わせる、合わせる、合わせる、合わせる……

（手をペットボトルから）離す、離す、離す、離す……

（手を最初にあった右膝の位置に）戻す、戻す、戻す、戻す……

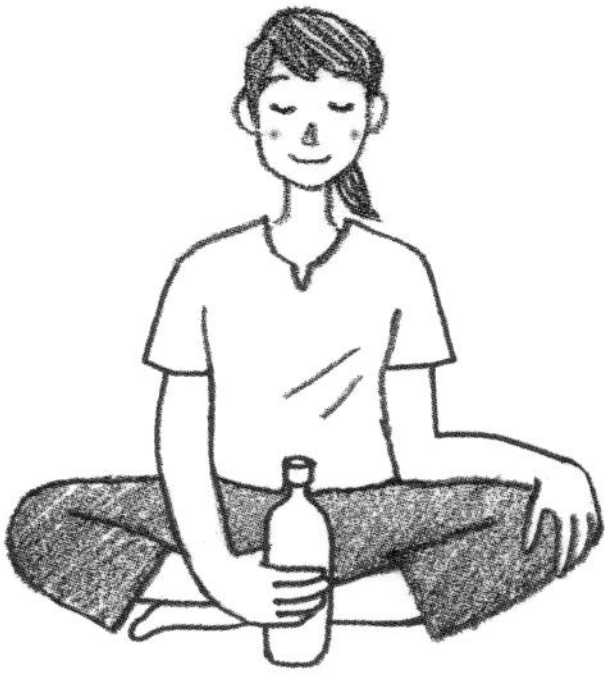

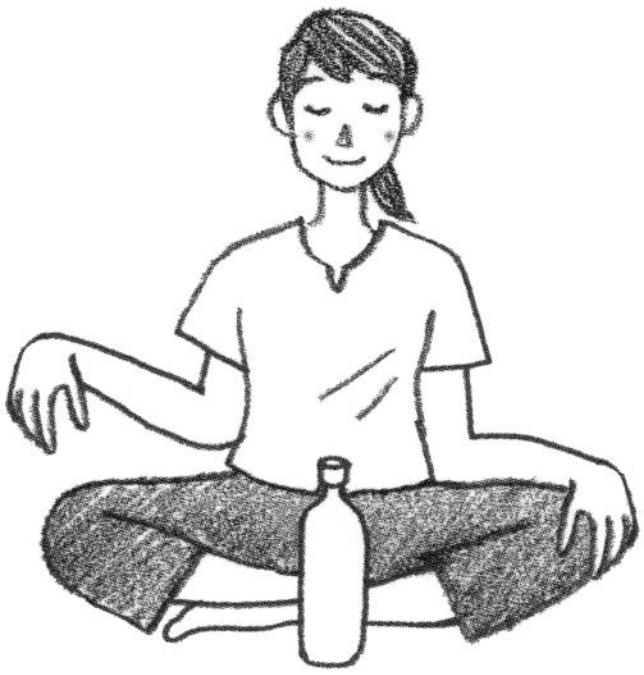

（右手を右膝に）下ろす、下ろす、下ろす、下ろす……
（右手を右膝に）置く、置く、置く、置く……

ポイント① 小さなコマに切って仕事を行なう

この瞑想は、前半はペットボトルを運ぶこと。後半はペットボトルを元の位置に戻すことです。それぞれ、右利きなら右手を動かしてそれを行ないます。動作のひとつひとつを小さなコマに切って行なってください。たとえば、最初は「手を上げる」コマです。それだけを完璧に行なって、完了です。

仕事を小さなコマに切ってみると、皆さんにひとつ、智慧が現れます。それは「どんな仕事も、我々はコマ単位でやるのだ」ということです。その1コマの仕事というのは、笑うほど簡単なのですね。

笑うほど簡単なことをやっているのに、どうして人生はそんなに大変なのでしょうか。人生が大変だと思うのは、妄想なのです。妄想がなかったら、誰だって笑ってしまうほど簡単なこ

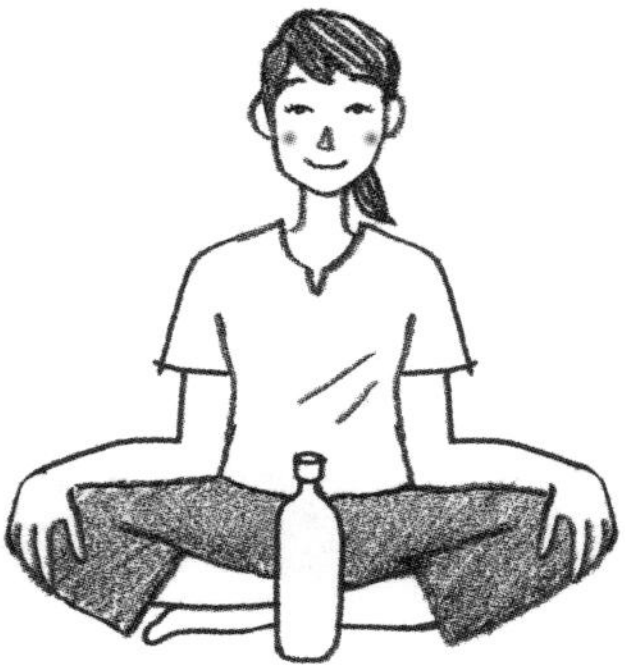

とをやって生きているのです。それをわかった人は、人生はいつも笑顔で満たされるようになります。難しいことはすべて消えるのです。

ポイント② 実況中継は動詞で、現在進行形で

実況中継は、「上げる、上げる、上げる、上げる……」「運ぶ、運ぶ、運ぶ、運ぶ……」など、動詞だけで、現在進行形で実況中継してください。

言葉に困らなくていいのです。言葉に困ったら、自分の肉体が何をやっているのか、チェックしてください。

本当は、肉体にできることは「伸ばす」「縮む」だけです。それを相対的に、「上げる」などと言うのですね。ですから、身体に対して相対的にどんな動きかを見て、「前に回す」とか「動かす」とか、適当な動詞で実況すればよいのです。

「索引作り」を訓練する

「ものを動かして元に戻す瞑想」は、記憶力が問題になってくる瞑想です。

過去の出来事を思い出すために、我々の心はインデックス（索引）を作ります。その索引は、瞑想がもっともっと進んだところで必要になるので、このレッスンを通じて、索引作りが上手

になってほしいという狙いがあります。

この瞑想で、ペットボトルを使って「ああ、こんな感じにあるんだなあ」と言葉を使わないで覚えておく。それは、索引を作る練習でもあるのです。元に戻すときは、索引を使用して元に戻します。その訓練で、ヴィパッサナー瞑想と同時にさまざまな能力が開発されていきます。

本当は、心には言葉では語りきれないほどの能力があり、お釈迦様は過去を思い出すものすごい能力を持っていました。お釈迦様レベルは無理としても、ヴィパッサナー瞑想で索引を作ることの達人になれば、自分の過去をちゃんと見られる方々も現れます。

しかし、「能力を開発しよう」と思うと、それは欲ですから、欲は出さずに、しっかりと瞑想だけをやってください。特別に能力を開発しようと思わなくても、ヴィパッサナー瞑想を続けていけば、我々が持っているいろいろな隠れた能力は自然に現れてきます。

ポイント③ 繰り返しやってみる

余計なことは考えず、ただ身体がやっていることだけを現在進行形で実況してください。一回やってうまくいかなかったら、二回、三回とやってみましょう。「難しい」と感じてもかまいません。「難しい」と感じた方の心が頑張っているから、難しく感じたのです。

自分の仕事は、頭いっぱい、実況中継で保つこと。頭の中に瞬間も思考・雑念・妄想が入らないことです。これを「空性」といいます。何も考えていない状態。空性でやってみてください。そこに善悪の区別はありません。正しい・間違いの区別もありません。何もない、無色透明の空性の精神でいられるように頑張ってみてください。

このレッスンを繰り返し、繰り返しやっていくと、どんどん心が落ち着いてきます。どんどん上手になります。何のことなく実況中継できるようになります。

脳の開発には挑戦が必要

レッスン1が上手にできたところでレッスン2に進みます。

レッスン2はもう少し難しくします。それには理由があります。1つのレッスンを繰り返しやると、脳の中にあるループができあがってしまいます。ループができると、オートメーションで、簡単にそれができるようになります。すると、脳が開発されなくなるのです。

脳というのは、いかに怠けるのかを考えているのです。ですから、1つのレッスンが簡単にできるようになったら、難しいレッスンに移行しなくてはいけません。教育と同じで、1つの勉強が終わったら、もう少し難しい勉強に挑戦しなくてはいけないのです。そうでないと、脳は開発されません。

〔レッスン2-1〕棚のものを取って戻す瞑想

レッスン1では1つのものを運びましたが、レッスン2では5つのものを運びます。ここでは本棚の本を例に説明します。

❶本棚を見て、右側でも左側でもかまいませんので、1カ所で5冊の本をきちんと眼で見て覚えておいてください。覚え方をたとえて言うなら「心で写真を撮ってみてください」です。ふだんならスマホで撮影したりすると思いますが、瞑想では心で写真を撮るのです。

〈前半〉

❷実況中継しながら5冊のうちの1冊を取って、どこかに置きます。どこにどういうふうに置くかの決まりはありません。

（手を）上げる、上げる、上げる、上げる……

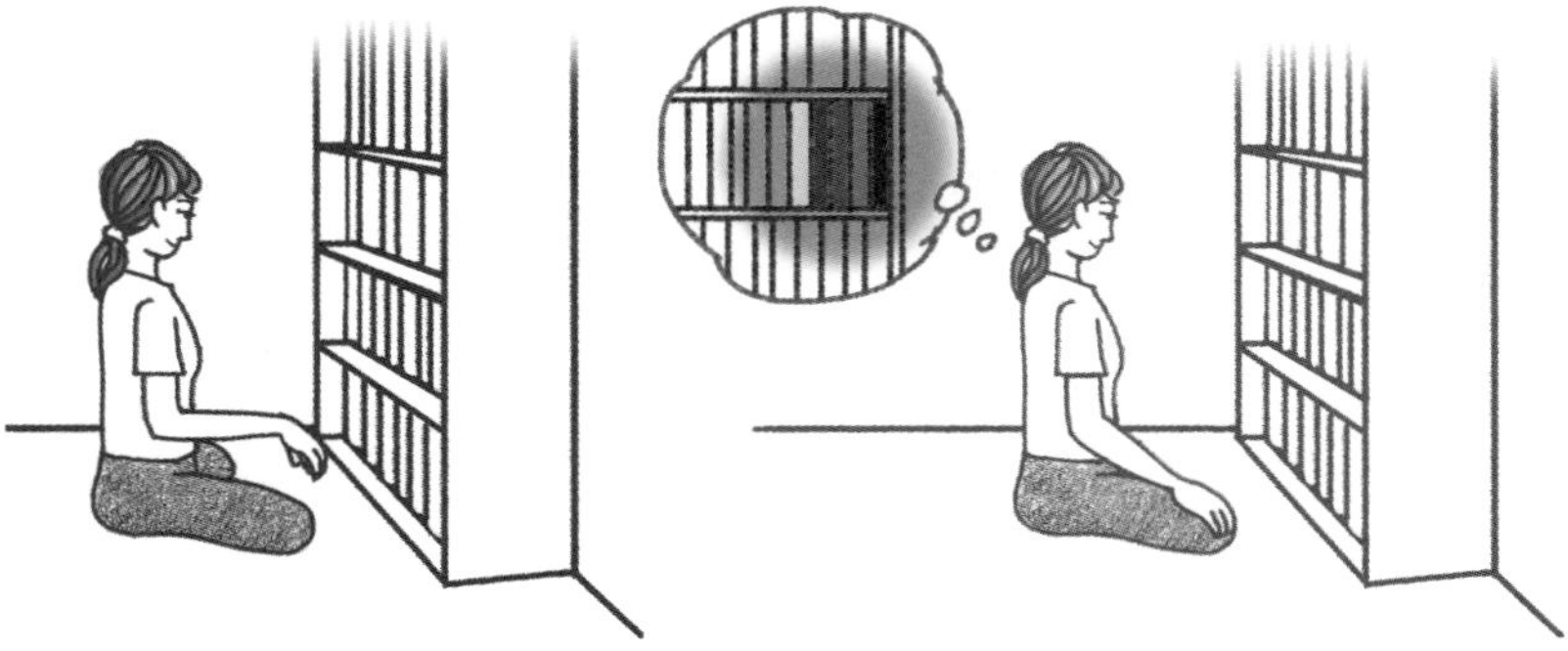

（手を）伸ばす、伸ばす、伸ばす、伸ばす……

（本を）取る、取る、取る、取る……

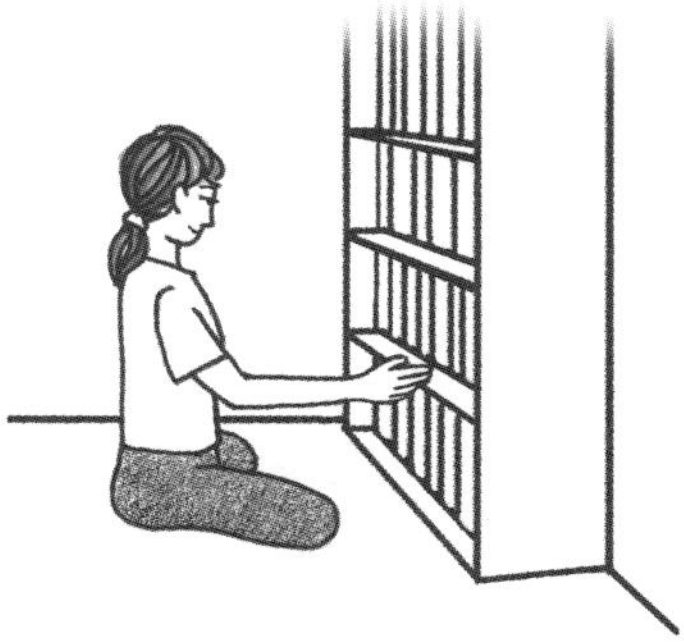

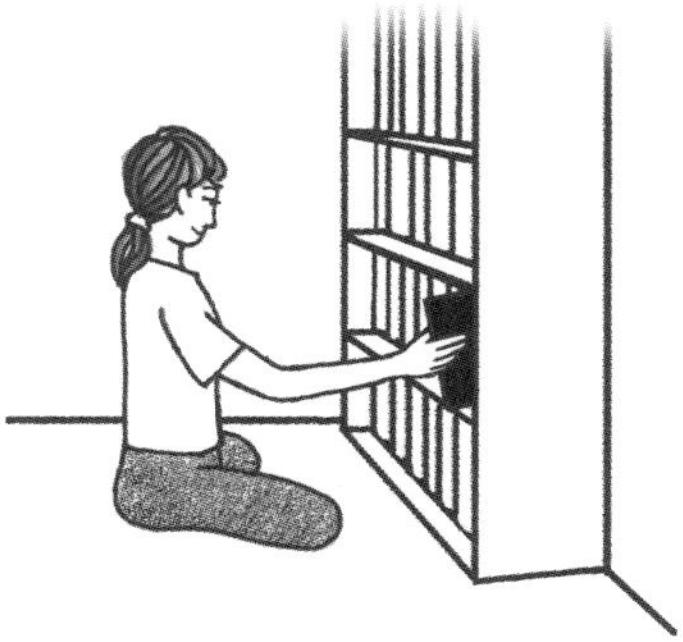

（本を）運ぶ、運ぶ、運ぶ、運ぶ……

（本を）下ろす、下ろす、下ろす、下ろす……

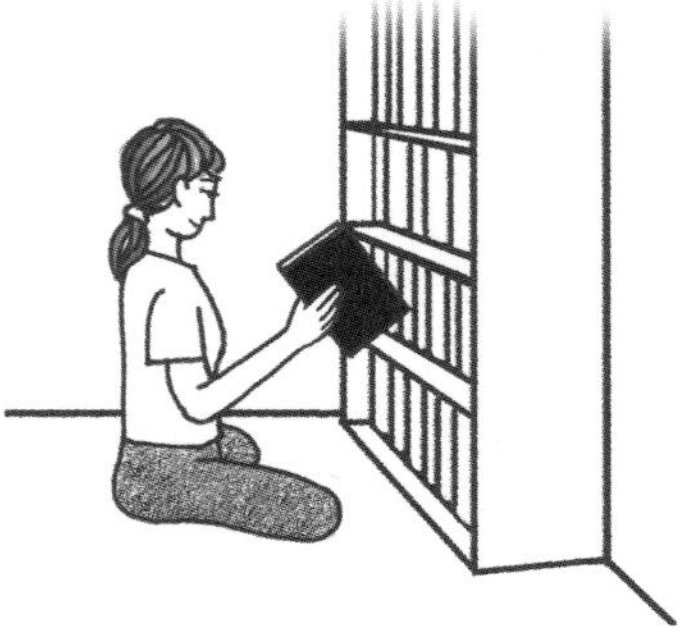

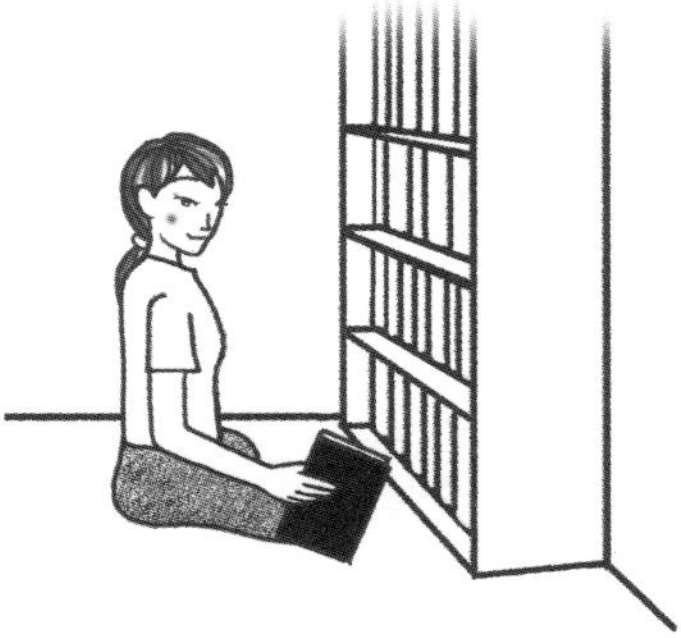

（本を）置く、置く、置く、置く……

1冊の本をただ、移動して置いておきます。

はじめは、自分はなるべく動かないで1カ所にいて、手だけ動かして本を移動するとやりやすいです。上手になってくれば、身体を動かして運んで、別なところに置いてもかまいません。

2冊目～5冊目を1冊目と同じように移動します。

（手を）上げる、上げる、上げる、上げる……
（手を）伸ばす、伸ばす、伸ばす、伸ばす……
（本を）取る、取る、取る、取る……
（本を）運ぶ、運ぶ、運ぶ、運ぶ……

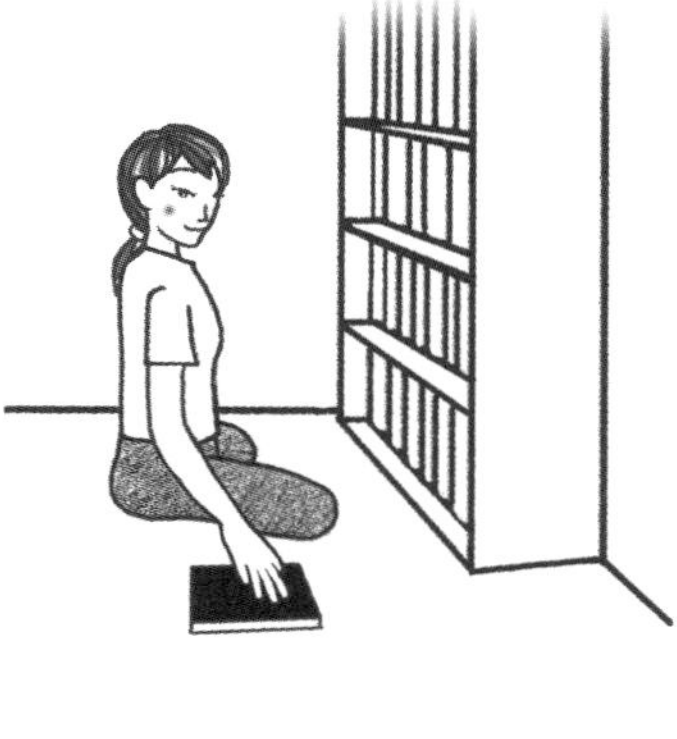

（本を）下ろす、下ろす、下ろす、下ろす……

（本を）置く、置く、置く、置く……

これで前半が終わりました。

〈後半〉

❸後半は、移動した5冊の本を、1冊ずつ元に戻します。

（手を）上げる、上げる、上げる、上げる……

（手を）伸ばす、伸ばす、伸ばす、伸ばす……

（本を）取る、取る、取る、取る……

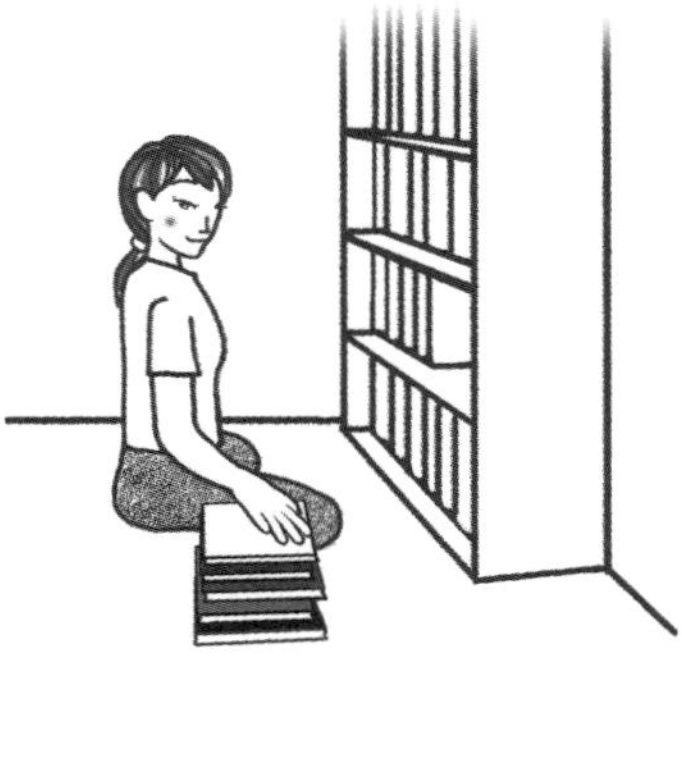

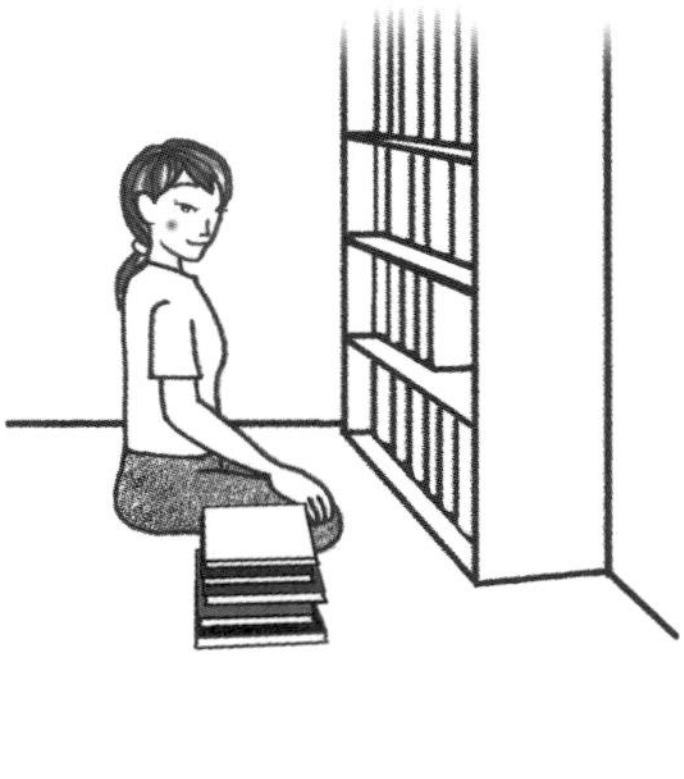

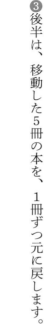

（本を）運ぶ、運ぶ、運ぶ、運ぶ……

（本を）下ろす、下ろす、下ろす、下ろす……

（本を）置く、置く、置く、置く……

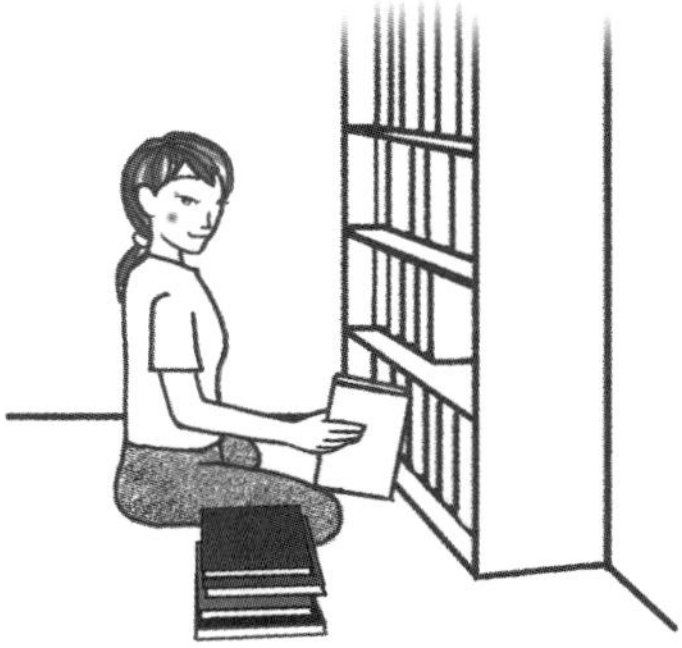

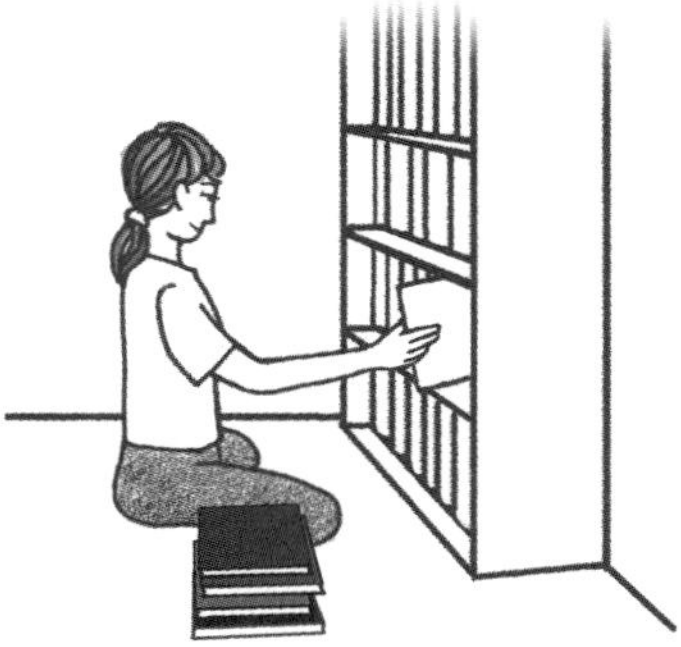

元にあった通りに、本棚に戻します。もしかしたら、隣の本が倒れてきていて元に戻せないかもしれません。それはあとで直してください。ハードカバーなど、硬さのある本ならそうい

う問題は出ませんから、硬さのある本を選ぶとよいでしょう。

2冊目～5冊目も同様に、ゆっくりと1冊ずつ元に戻します。

ポイント① ちょっとの間違いもなく「元通りにすること」

5冊目を戻し終えたら、本棚がぴったりと元通りになってほしいのです。これがこのレッスンの修行のポイントです。先ほど説明したインデックス・索引能力が必要になる、ちょっと難しい課題です。

元通りにするレッスンで、記憶力だけでなく、精神的な落ち着き、いわゆる集中力、そういういくつかの能力を開発してもらいます。ものすごく真剣にやってみてください。

ポイント② 1回5～7分程度で

最初は難しく感じると思います。うまくいかなかったら、もう1回、繰り返してやってみてください。だいたい1回につき5、6、7分程度で、このレッスンを繰り返し、繰り返しやってみてください。

ポイント③ 冊数は5冊と決める

何を移動するにも必ず「5つ」と決めて行ないます。もし、うまくできたとしても、本の冊数を増やさないでください。「あ、できちゃったから10冊やってみよう」などと考えるのは欲張りです。脳にはそんな能力はありません。10冊もやると負担がかかってしまいます。必ず5冊と決めましょう。

例では本で説明しましたが、どんなものでも応用できます。たとえば、テーブルの上の文房具でも、果物でも、なんでもいいです。5つ、あるものを床に運んで、またテーブルに戻してもいいでしょう。そのとき、最初に整理整頓などしないで、ランダムに置かれた状態を記憶して始めてもいいでしょう。正確に元の通りに戻します。

あるいは、クローゼットの服を、ハンガーにかけたまま5着、移動するのもいいでしょう。運んで元に戻す、運んで元に戻すという訓練を、ハチャメチャ実況中継しながらやってみてください。

最初にある位置を記憶するとき、心は勝手に索引・インデックスを作ります。索引ができているから元に戻せるのです。

〔レッスン2-2〕ティッシュを折る瞑想

もうひとつ、レッスン2の付属実践を紹介します。実況中継でティッシュを折るレッスンです。

これは落ち着きや集中力があまりない、イライラする性格の方々にお勧めです。

❶実況中継でティッシュペーパーを1枚取って、2つ折りにします。

（ティッシュを手に）取る、取る、取る、取る……

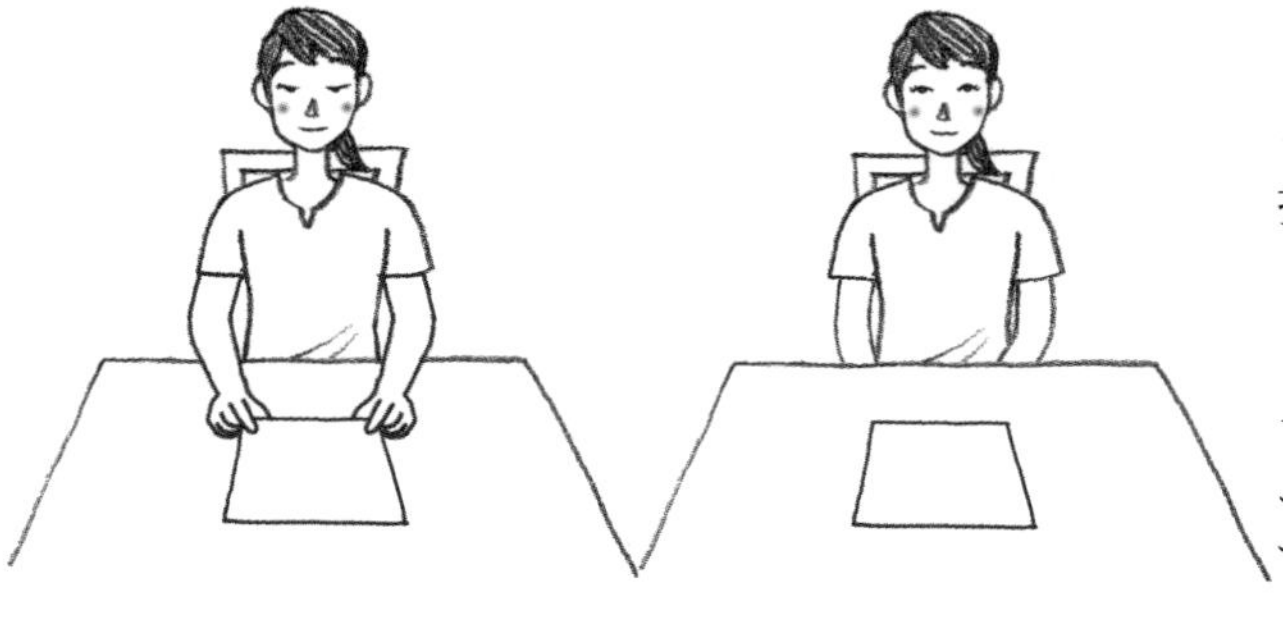

（手前側のティッシュを）上げる、上げる、上げる、上げる……

（ティッシュの端を奥の端に）合わせる、合わせる、合わせる、合わせる……

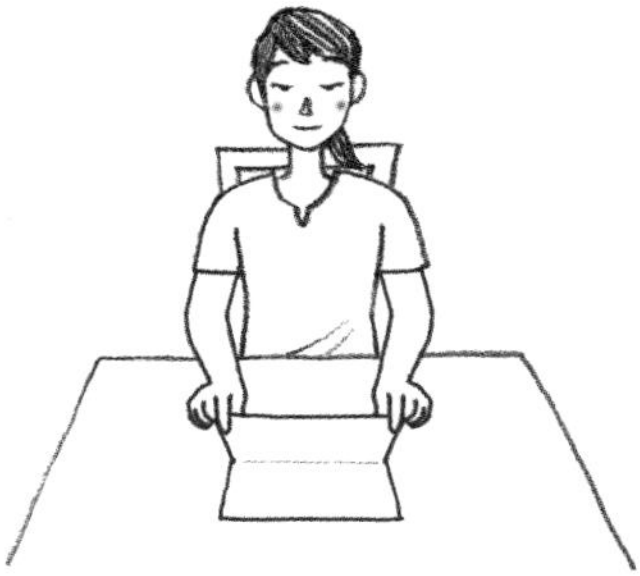

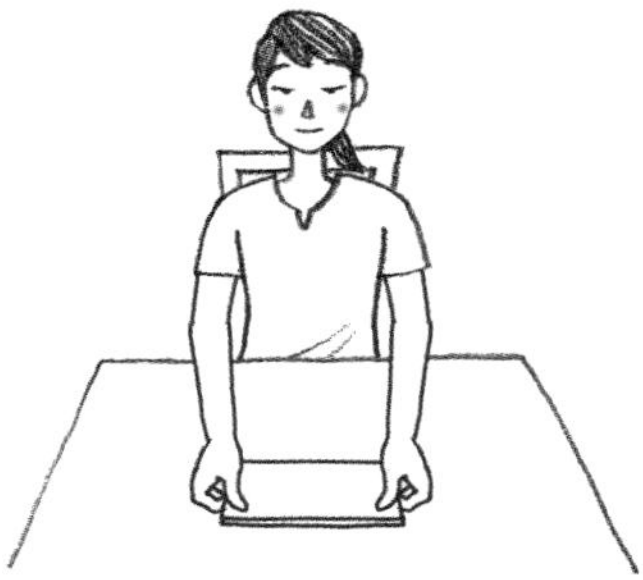

（ティッシュを）押さえる、押さえる、押さえる、押さえる……

実況中継して、ぴったり2つに折ります。完璧に折ろうという気持ちでやってみてください。

❷2つ折りにしたティッシュペーパーを4つ折りにします。

（ティッシュの端を手に）取る、取る、取る、取る……

（手前側のティッシュを）上げる、上げる、上げる、上げる……

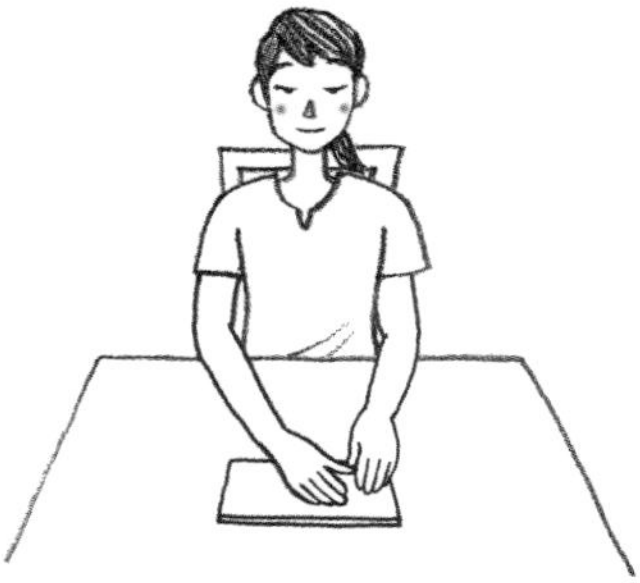

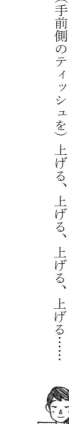

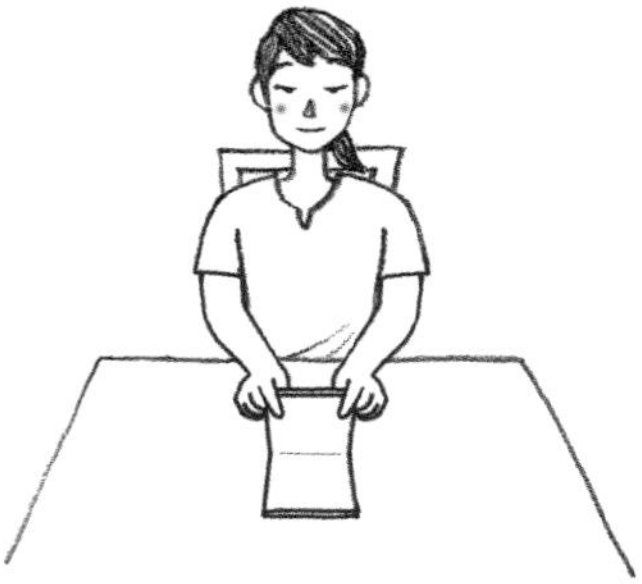

（ティッシュの端を奥の端に）合わせる、合わせる、合わせる、合わせる……

（ティッシュを）押さえる、押さえる、押さえる、押さえる……

ポイントは、ぴったり、きれいに、パーフェクトに4つに折ることです。

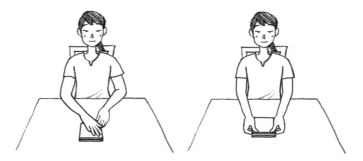

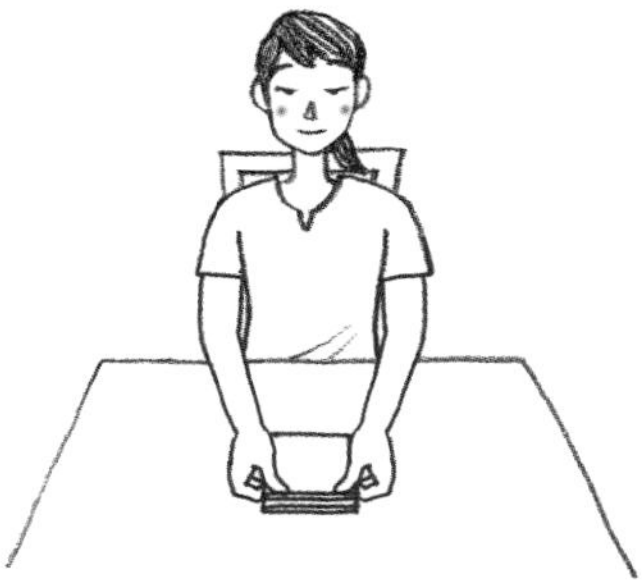

❸4つ折りにしたティッシュペーパーを8つ折りにします。

（ティッシュの端を手に）取る、取る、取る、取る……
（手前側のティッシュを）上げる、上げる、上げる、上げる……
（ティッシュの端を奥の端に）合わせる、合わせる、合わせる、合わせる……
（ティッシュを）押さえる、押さえる、押さえる、押さえる……

ポイント①　折るのは必ずティッシュペーパーで

折る紙としてティッシュペーパーを選んだのには、理由があります。簡単に折れる折り紙を選ばないでください。ティッシュペーパーは、必ずしも正方形ではありません。形に関してはちょっといい加減な品物なのです。ですから、完璧に折ろうとする私の我がままを聞いてはくれません。ちょっと難しい。きれいに2つに折れる場合もあれば、折れない場合もあります。そうした「何でも私のせいじゃない」「何でも自分の希望通りにいかない」ということを理解してほしいのです。

ポイント②楽しくやる

2つ折りにできたら、ちょっと気持ちよくなってみてください。「よかった」という言葉は言わずに、言葉のない気分のよさを味わってみます。

次に、4つに折ることができたならば、言葉ではないのですが、たとえて言うなら「ああ、きれいに4つに折れました、いい作品ができました」という気分になってください。「よくできた!」という微妙な喜びを感じてください。それで、何も考えず、ずっと実況中継を続けます。

8つには、誰でもそんなに美しくは折れないと思います。それでもやってみてください。やってみれば、どんな結果になったのかはわかりますね。

ポイント③最後は捨てる

最後に、完璧を目指して8つにまで折ったら、そのティッシュペーパーは捨てましょう。それが大事です。8つに精密に、完璧に折るために15分かかったとしたら、15分間、一心不乱に頑張ったことでしょう。苦労して実況中継しながら、集中に努め、見事、8つに折れました。それを「ああそう、うまく折れた? じゃあ捨ててください」と言います。それが瞑想です。

ここに、かなりのポイントが入っています。なぜ、捨てさせるのでしょうか? すべてそういうものですよ、ということです。すべての物事は、最終的には何の意味もないのだということです。

最終的には、人間、ひいては生命が何をやっても無駄で終わります。それがありのままの事実なのです。それを心の底から理解すれば、それは悟りです。実際には、「人間は何をやっても無駄で終わる」と言いながらも、本音はなかなか納得できないかもしれません。しかし、やっていると変わってきます。チャレンジしていきましょう。

このレッスンでけっこう集中力が生まれると思います。

〔レッスン3〕善の喜びを感じる瞑想

レッスン2がものすごくできるようになったら、もうちょっと難しいレッスンでないと脳開発ができなくなります。そこでレッスン3に進みます。レッスン3の場合は、内容自体を難しくするというよりは、いろいろ智慧の世界を広げてみるステップです。

名付けて「迷子になったものを元に戻す」瞑想です。ものは何でもよいのですが、掃除機を例に説明します。

❶迷子になっている「掃除機さま」をお城に戻すというストーリーを作ります。

まず、ストーリーを作ります。たとえば修行者がリビングに行ってみたら、リビングに掃除機がありました。掃除機の置き場所はリビングではなくて別の場所です。普通に言えば「リビングに置きっぱなしの掃除機を、掃除機の置き場に片づける」となるでしょうが、あえておもしろいストーリーにします。

こう思ってください。「掃除機さまが迷子になっている」と。

なぜ、「掃除機さま」とするのでしょうか。自分のエゴをちょっと控えてほしいのです。「俺さま」を消して、その代わりに「掃除機さま」と、対象物を偉くします。

❷迷子になっている「掃除機さま」を、実況中継で「掃除機さま」のお城にとても丁寧に戻してあげます。

(手を) 伸ばす、伸ばす、伸ばす、伸ばす……

(掃除機を) 取る、取る、取る、取る……

(掃除機を) 上げる、上げる、上げる、上げる……

(掃除機を) 運ぶ、運ぶ、運ぶ、運ぶ……

歩く、歩く、歩く、歩く……

(ドアがある場合はドアを) 押す、押す、押す、押す……

(掃除機を) 置く、置く、置く、置く……

(掃除機から手を) 離す、離す、離す、離す……

歩く、歩く……は、右足、左足、右足、左足……と実況してもいいでしょう。それから各自の置き場所によって、そのまま置けるところかもしれませんし、ドアを開けて置く場合もあるし、ドアにしても押して開ける場合も、引いて開ける場合もあるでしょう。押す場合は押す、押す、押す、押す……、引く場合は引く、引く、引く、引く……などと言って実況します。「掃除機さま」という気持ちで、丁寧に、美しく置いてください。

ポイント①「○○さま」という気持ちで、丁寧にお城に戻す

これは単なる片付けとは違います。「掃除機の置き場所はここだ」という乱暴な気持ちではだめなのです。大事なのは自分ではなく、「掃除機さま」など、対象物です。置く場所も「お城」です。そういう気持ちで、すごく丁寧に行ないましょう。

ポイント②いたるところで迷子になっている「○○さま」をお城に戻す

説明では、リビングで迷子になっている掃除機を例にとりましたが、家の中を見回せば、いたるところで迷子になっているあらゆる「○○さま」たちが見つかることでしょう。テーブルの上を見たら「鉛筆さま」が迷子になっている。「ボールペンさま」が迷子になっている。「クリップさま」が迷子になっている。「消しゴムさま」が迷子になっている。キッチンに行ったら「お皿さま」やら「包丁さま」やら「まな板さま」、いろいろな「○○さま」たちが迷子になっている。玄関に行けば「靴さま」が迷子になっているわ、部屋に行けば「服さま」が迷子になっている。

よく、洗濯すべき服が脱ぎ散らかしたままになっていたりするでしょう？ あるいは「雑誌さま」や「新聞さま」が広がったままで迷子になっている。玄関から何から、家の隅から隅まで、いろいろなものたちが迷子になっています。それを、「○○さまが迷子になっている」という気持ちで、片っ端から、それぞれの品物が住んでいる場所に実況中継で元に戻してあげてください。新聞紙ひとつとっても、丁寧にたたんで、「新聞紙さま」が住むところに戻してあげてください。

ひとつひとつ実況中継でやっていくと、ものすごく気持ちがよくなるはずです。なんだか人生が明るくなってくるのです。皆さんは、「人生、いかに楽しいものなのか」と経験することになります。他に何もしなくても、喜びが出てくるはずなのです。

この「喜び」という機能が必要なのです。それは悟りのための条件である「七覚支」に入っている項目で、解脱に達する人は常に喜びを感じる性格にならなくてはいけないのです。このレッスンは、悪のない、純然たる善の喜びを感じる方法なのです。純粋な善の喜び。ただ、掃除機を運んで喜びを感じる。玄関の靴をそろえてあげて喜びを感じる。「よくできた」という感じの喜びを感じる。するとネガティブ思考をやめて、すごくリラックスして、ジリジリと成長するのです。

仏教の瞑想は脳みその開発ではなく、心の開発です。心は死後でも持っていけますが、脳みそは持っていけません。脳というのは、ただの道具です。しかし、心を開発するついでに、脳という道具の錆《さび》もなくなって、油をさされた状態になって、栄養が入って、けっこう成長するのです。ぜひ、あらゆる迷子になっているものを見つけて、やってみてください。

家だけでなく、会社に行ったら会社の自分の机の上でも、迷子になっているものが見つかるでしょう。会社の給湯室やキッチンにも、お茶を飲んだまま、洗わないで放置されたカップたちがあったりします。そのときに「もう、だらしない。誰がこのカップをここに置いたのか！」などと思ったら俗世間の悪世界です。

なんのことなく「あ、カップさまが汚れて迷子になっている」と思って、

(手にカップを) 取る、取る、取る、取る……

(カップを) 洗う、洗う、洗う、洗う……

(カップを拭く場合は) 拭きます、拭きます、拭きます、拭きます……

(カップを棚などに) 置きます、置きます、置きます、置きます……

と、置いてみてください。すごく楽しみが生まれてきます。そこで、人に指をさす性格がなくなるのです。

「あの人のせい」「この人のせい」「なんでこの人は、こんなにだらしないのか」などと人を非難する性格が直るのです。

玄関に靴がハチャメチャ脱ぎ捨てられていたら、その家の奥さんはすごく怒るでしょうね。「なんですか、これは！ 何回、言ったらわかるんですか！」と。それは家族がいても、いなくても怒るのです。そうして、家の仕事がすごくストレスのかかる仕事になります。

ですから、靴をハチャメチャにしたのは誰でもいいから「靴さまが迷子になっている、自分が丁寧に元に戻してあげる」、それだけです。それで素晴らしく性格の良い人間になると思います。

〔レッスン4〕日々の生活を瞑想にする

ヴィパッサナー実践は、智慧を開発するレッスンに進んでいきます。テーマは「生きることとは何ぞや」と客観的に解明することです。次はレッスン4に入ります。

生きるということについて、世の中で余るほど哲学・思想があるのです。しかし誰一人として、答えを見つけていないのです。自分の文化・信仰・感情・知識・経験などによって、思考・妄想しているだけです。皆、「生きることは簡単に理解できることではない」と思っているようです。生きることは複雑で、命はかけがえのない尊いものだという先入観の罠に嵌《は》まっているのです。一切の先入観を捨てて、生きるという行為を観察してみると、生きるとは何のことなく、「ただ動いているだけだ」と発見するはずです。生きている一個の細胞を観察しても、その細胞にできることはせいぜい動くことだけです。この動くことによって、ものの交換も、分裂することも起こるのです。細胞の分裂も、「動き」なのです。動きがなければ、命がないのです。とてもシンプルです。動き＝命なのです。犬猫のような動物であろうが、人間であろうが、動くわ、動くわ……。生きることは、それだけです。

ごはんを食べることは動くことです。料理を作ることも動くことです。身体を動かして、動かしているのです。その中に、得体の知れない、我々には知り得ない、神しか知らない深遠な真理が隠れているわけではありません。

我々が悩んだり、困ったり、失敗したりするのは、この「動き」の世界なのです。そこでレッスン4では、我々が毎日、やりたい・やりたくないに関係なく、やらなければならない、避けられない仕事にフォーカスします。

我々には、避けたらちょっと困ったことになることがあります。マンネリでやっていることが、それにあてはまったりします。やめてもいいけれど、やめたらちょっとマズいこと。たとえば、服を洗うことがあります。服を洗わなかったからといって死ぬわけではありませんが、ぜんぜん洗わないで放っておくのはちょっとマズいです。朝、起きたら、さっと布団をたたみますね。１カ月間そのまま放っておいても、まあ、ダニとか出てくるかもしれませんが、別にどうということはありません。

ときどき我々は、嫌がって面倒くさくなって「あとでやります」と後回しにすることがあります。歯磨きなどは、やらなかったからといって死ぬわけではありませんが、マンネリで必ずやらなくてはいけないでしょう。嫌々、「ああ、面倒くさい」などと思いながら歯を磨いたりするでしょう。子どもなら、はっきり「面倒だから嫌だよ」と言うかもしれませんが、大人も心の中で「ああ、面倒だな」とか思ったりします。しかし、それは怒りで、心にダメージが入るのです。怠けが成長するのです

たとえば、朝、起きて布団をたたまなくてはいけないところを、「ああ、今は面倒くさい、もう早くごはんを食べて出かけよう。帰ってからやればいいや」と、そのまま置いておく。そこで怠けが、嫌な気持ちが入っているのです。後で思い出しても、「ああ嫌だな」という気持ちが出てきます。言ってみれば、我々はわざわざ悩み苦しみのウイルスを作って自分の心を感染させているのです。

そこで、ヴィパッサナー瞑想が助けになります。

❶日常生活の中で、マンネリでやること、やらなければならないことを何か選びましょう。ここでは歯磨きを例に説明します。歯を磨くことを実況中継で、身体が、手がやっている動詞だけで、実況中継して行ないます。

❷歯磨き粉のキャップを取ります。
(手を) 伸ばす、伸ばす、伸ばす、伸ばす……
(歯磨き粉を) 取る、取る、取る、取る……
(もう一方の手を) 伸ばす、伸ばす、伸ばす、伸ばす……
(歯磨き粉のキャップを) 回す、回す、回す、回す、……(あるいは「押す」「引く」など)
(歯磨き粉のキャップを) 置く、置く、置く、置く……

❸歯ブラシを取って、歯磨き粉をつける。
(手を) 伸ばす、伸ばす、伸ばす、伸ばす……
(歯ブラシを) 取る、取る、取る、取る……
(歯ブラシを) 運ぶ、運ぶ、運ぶ、運ぶ……
(歯磨き粉を) しぼる、しぼる、しぼる、しぼる……
(手を) 伸ばす、伸ばす、伸ばす、伸ばす……
(歯磨き粉を) 置く、置く、置く、置く……

❹歯を磨きます。
(歯ブラシを) 運ぶ、運ぶ、運ぶ、運ぶ……
(歯ブラシを歯に) 当てる

（歯ブラシを）引く・押す、引く・押す、引く・押す、引く・押す……

（歯ブラシを上下に動かす場合は上げる・下げる、上げる・下げる……などと実況中継します）

ポイント① 身体がやっていることだけをしっかり実況中継すれば、気分は爽快

レッスン3までのトレーニングをちゃんとしていないと、レッスン4はそうとう難しいと思います。やったとしても嫌になってくるでしょう。

でも、しっかりトレーニングを重ねて、レッスン3まで上手になってからレッスン4を実践すると、「これはけっこう難しいレッスンだけど、よかったね。気持ちがいい」となるはずです。歯もきれいに磨けるし、気分もいい。歯磨きに限らず、朝、目が覚めた途端にすぐ実況中継で布団をたたんだりしてもいいでしょう。その場合も「元に戻す」という気持ちで、ちゃんと「運ぶ、運ぶ、運ぶ……、置く、置く、置く、置く……」と、実況中継で丁寧にぴったり元の位置に置く。すると、そのほんのわずかな時間で、もう気分爽快です。

たとえば、朝ごはんを食べたらもう、「今は忙しい、後で」と言って、洗いものをシンクに置きっ放しにしてしまう。それが朝だけでなく、昼ごはんのものも晩ごはんのものもあって「じゃ、明日休みだから明日まとめて洗うぞ」と思っていたら、一日中、台所に行くたびに気持ち悪いでしょうね。

そうした自分の怠け、後回しにする悪い性格という細菌が自分を破壊していくのです。「それ、

やめましょうよ、瞑想しましょう」と仏教は言います。

朝ごはんを食べ終わったら、たしかにお皿洗いはやらなくても死ぬわけではありませんが、もう、すぐに実況中継できれいに洗って拭いてしまいます。

（お皿の汚れを）取る、取る、取る、取る……
（お皿を）洗う、洗う、洗う、洗う……
（お皿を）拭く、拭く、拭く、拭く……
（引き出しの取っ手を）引く、引く、引く、引く……
（お皿を）置く、置く、置く、置く……

このように、身体がやっていることだけを実況中継してください。「コーヒーカップを取る」ではなくて、「（手を）伸ばす、伸ばす、伸ばす、伸ばす……」「（カップを）取る、取る、取る、取る……」です。

蛇口をひねって水を出すなら「（手を）伸ばす、伸ばす、伸ばす、伸ばす……」「（蛇口を手で）回す、回す、回す、回す……」。名詞を一切使わないで実況中継します。

きちんとやれば、ふだんより仕事が早くできます。そして仕事が終わったら「なんか気分爽快！」となるのです。

掃除だったら、次のように実況中継します。

（掃除機を）取る、取る、取る、取る……
（掃除機を）上げる、上げる、上げる、上げる……
（掃除機を）運ぶ、運ぶ、運ぶ、運ぶ……
（掃除機を）下ろす、下ろす、下ろす、下ろす……
（掃除機を）置く、置く、置く、置く……

今はコードレスが多いですが、もしコードがあるタイプなら、

（コードを）引く、引く、引く、引く……
（コンセントに）差す、差す、差す、差す……
（スイッチを）押す、押す、押す、押す……

それから、引く・押す、引く・押す、引く・押す、引く・押す……と、掃除機をかけます。
もしそこにテーブルがあったら、いったん掃除機を置いて、

（テーブルを）上げる、上げる、上げる、上げる……
（テーブルを）運ぶ、運ぶ、運ぶ、運ぶ……
（テーブルを）置く、置く、置く、置く……

それからまた引く・押す、引く・押す、引く・押す、引く・押す……と、頭いっぱいに実況中継して掃除機をかけます。

それで早く掃除ができるのです。かけ忘れもありません。そうやって掃除をすると、なんとなく興味も出てきて「あ、ここもやらなくては、ここもやらなくては」となるのです。それで終わるまでの時間も早いし、仕事も完璧にできあがるしで、結果として気分爽快です。とにかくこの瞑想は、すごく気持ちがよくなって、目の前で結果が出ます。

レッスンも4つ目になってくると、ものすごく集中力があります。人生が楽しく感じられるはずです。日常生活で難しいこと、困ることは何もないのだとわかってきます。

ポイント② 日常生活で避けて通れない、マンネリなことを実況中継で行なう

日常生活で避けて通れないものを、いろいろ実況中継でやってみましょう。

ぞうきんがけ、掃除機がけ、お皿洗い、洗濯や洗濯物干し、アイロンがけなどを実況中継でやるのです。出したものをきちんと元に戻すことも含めて、いろいろやってみましょう。すごく楽しくなってくるし、すごく上手になっていきます。下手な人でも実況中継でやると、ものの見事にうまくできあがるのです。

たとえば「私はどうもシャツのアイロンがけが苦手でね」と思う人でも、それは妄想ばかり

しているからであって、実況中継で「シャツさま」を見れば違ってきます。シャツの形がちゃんと見えるし、「シャツさまはここをやって、こうやるべき、ここはこうやるべき。それから、こうやってたたむべき」と見えてくるのです。まるでプロと同じようにシャツにアイロンをかけて、たたんで、立派な出来になるのです。

ただ、実況中継で、レッスンの順番でやれば、やることは何でもプロらしくできるようになります。

ポイント③ 捏造・妄想がなければ、いつでも穏やかな日常を送れる

日常生活の中で困ることとは、何もないのです。

２０２０年以降、コロナウイルス・COVID-19の問題が世界的に発生しました。しかし、「ああ、困った！」と別に困らなくていいのです。ウイルスに感染しないためにやらなくてはいけないことをやるだけです。それはとくに大変なことではありません。ごく普通の生き方で管理できます。

世界的な伝染病が広がったからといって、ヴィパッサナー瞑想を行なう人はいつでも穏やかで、笑顔でいられますよ。穏やかに、笑顔のままで、対応すべきことにしっかり対応します。たとえば、手が感染するポイントとなりますから、「手が汚れているかも」と思ったら、実況中継でしっかりと手をきれいにして感染しないようにします。

気づき・サティがあって、実況中継で生きてみれば問題はないのです。人間の悩み苦しみというのは捏造、妄想の問題です。自然は自然法則にしたがって、変化しつつ絶えず流れているだけです。そこで妄想が割り込んだら、悩み・苦しみ・落ち込みなどなどが発生します。

〔レッスン5-1〕生命維持に不可欠な行為を瞑想する

レッスン5は、やらなかったら死ぬことを瞑想します。

これからの瞑想は、解脱を目指しているのです。

ここまでやってきたのは、そのための下準備です。集中力がある、喜びを感じられる、悩み苦しみもない、明るい、超越したものに挑戦できる精神の人、そういう身体ができてからこのレッスン5に入ります。

「これをやらなかったら死ぬ」ことリスト

「これをやらなかったら死ぬ」ことのリストアップで智慧が現れます。

①呼吸
まず1つ目は「呼吸」です。呼吸しなかったら死にます。

考えてみてください。呼吸とはただ、空気が入ったり出たり、入ったり出たり、です。やらなければ死にます。つまり、空気が入ったり出たり、入ったり出たり、これで生命なのです。なんてつまらないのでしょうか。尊くもなんともありません。ただの自然の流れです。

空気が入ったり出たり、入ったり出たりするだけ。止めたら人は死ぬのです。人だけではなく、地球上の生命は誰だって死ぬのです。よく「私たちが生きているのは神様のおかげ」などと言いますが、神様のおかげではなくて、空気さまのおかげでしょうね。

呼吸とは、大胆なことではありません。中国文化やインド文化で教えている宗教っぽい、迷信っぽい物語は捨ててください。「呼吸によって気が動いて、すごい宇宙のエネルギーが身体に入る」とか、そういう非科学的な迷信の物語は捨ててください。ただ、目の前で空気が入ったり出たりするだけです。我々は宇宙空間の空気を吸っているわけではないのです。みんな、鼻の先にある空気を吸っているのです。こちらにある空気が鼻から中に入って、出ていく。それだけで、それで命なのです。

②食べること

食べることも、やらなかったら死にます。

我々は肉体の中でたくさんの栄養を保管しています。朝ごはんを食べなかったからといって、死ぬわけではありません。昼ごはんを食べられなかったからといって、死ぬわけではありません。だいたい1週間くらい食べなくても人は死にませんよ。その間、身体に保管している栄養を使います。そのぶん、身体がすごく痩せますね。それでも食べないでいると、それから死にます。知識的に言えば、脳にグルコース（ブドウ糖）がなくなったら、1分ももちません。だから本当は、我々は24時間、栄養をとっているのです。

糖尿病などでときどきガクンと血糖値が下がると、低血糖昏睡（hypoglycemic coma）になってしまって、復活できなくなります。脳細胞の壊れたところは壊れたままになってしまって、とても危険です。だから呼吸することと同じで24時間、毎秒、毎秒、ずっと細胞に栄養が入らなくてはいけないのです。物質の取り入れは1日に3回か、4回か、あるいは1回の人も20回の人もいるかもしれませんが、とにかく栄養をとり続けなくてはいけないのです。

③排泄

排泄《はいせつ》しなかったら死にます。尿でもガマンしたら、ものの見事にその人は死ぬのです。

生命の価値って何でしょうか？　トイレに行かなかったら死んでしまうくらいの生命でしょう。

生命の三原則を瞑想に使う

食べなかったら死んでしまう生命でしょう。呼吸が止まったら死んでしまう生命でしょう。「心臓が止まったら人が死ぬ」などと言いますが、心臓が止まったからといって人は死にません。心臓は宅配便の本社。だから止まると各細胞に酸素と栄養を運べなくなってしまうのです。それで細胞たちが死んでしまうのです。

手術のときなどは、あえていったん心臓を止めて手術をしたりしますから、心臓が止まって死ぬのではないのです。死ぬのは、細胞に栄養が行かなくなって、酸素が行かなくなるからです。1～2分でさようならになります。

「やらなかったら死ぬこと」リストは、呼吸と、食べることと、排泄。たいしたものではありませんね。「生命とは、ものすごくありがたい神様からの贈り物だ」と思っていたけれど、この3つかと思うと恥ずかしいでしょう。生きるとは、そんなくだらないものなのです。だから、この生命に対する執着を控えましょう。そして、三原則を瞑想に使いましょう。

ただし、ヴィパッサナー瞑想の場合、私は個人的にあえて呼吸の瞑想は措くことにします。やってはいけないということではありません。呼吸の瞑想は、それだけで完全フルバージョンな瞑想になるので、他のことは入れられなくなります。お釈迦様は、呼吸瞑想は完全フルバージョンで解脱に達するまで別に教えてあるのです。我々は四念処経（大念処経）にもとづいてヴィパッサナー瞑想を教えていますから、教えることはできますが、自己判断で呼吸瞑想は外すことにします。

ですから、このリストの中で、残りの食べる瞑想と排泄のときの瞑想をしてみてください。

排泄の瞑想

排泄の瞑想で悟るというケースは記録されていませんが、身体でやっていることを実況してみてください。

（トイレットペーパーに手を）伸ばす、伸ばす、伸ばす、伸ばす……

（トイレットペーパーを手に）取る、取る、取る、取る……

それから、排泄する前の感覚を実況してください。すごく嫌な感覚があって、それからどんどん、その嫌な感覚がなくなって普通の感覚に戻るという感覚変化をチェックしていきます。実況中継してみましょう。

気持ち悪い……今、気持ち悪い感覚です。

ああ……どんどん減っていく、その気持ち悪い感覚が減っていく。

ああ、落ち着き、落ち着き、普通の感覚に戻りました。

トイレの修行

また、トイレの修行もしましょう。

出家には実際、トイレに関する修行がけっこうあります。トイレは入ったら、出る前に元通りにしなくてはいけません。何一つ、ものを動かしてはいけないのです。ものは何を使ってもいいですが、ただ、使ったものをすべて元に戻します。水一滴でも落ちたら、拭いておかなくてはいけません。次に入る人が、「まだ誰も入っていないトイレだ」という気持ちになるようにしなくてはいけないという決まりがあるのです。

トイレットペーパーが取られたままで、だらんと落ちていたら、そのまま出ていくと気持ちが悪いです。そこは元にちゃんと戻す。もちろん、最初にどうだったのかも覚えておきます。元に戻す気持ちを持って、トイレの道具を実況中継しながら使って、実況中継で元の位置に、または元の状態に戻すのです。

そういうふうに実況中継しながらトイレの用事を済ませます。それでもう、心の安らぎ、落ち着きが生まれてきます。

〔レッスン5-2〕食べる瞑想

もうひとつ、奇跡的な効果をもたらす大事な瞑想があります。それは、「食べる瞑想」です。ただ食べることが修行になるのです。

時間を確保する

食べる瞑想のやり方を説明します。

まず、条件を整えます。自分ひとりで食べる環境を確保してください。

誰かとしゃべる必要はありません。家族がいるなら、自分の部屋のドアに鍵をかけて実践してください。もし、ドアをノックして家族の誰かが声をかける可能性があるなら、ドアに「この時間まで声をかけないでください」と貼り紙でもして、瞑想中に声がかからないようにしておきましょう。そこまで徹底して、まず、自分ひとりだけの時間を確保します。45分〜1時間ぐらい、ひとりきりでいられる時間をつくってください。

「1時間ぐらい、ひとりきりの時間を作ってください」と言われると、おそらく皆さん、「あ、そんな時間はとてもとれない」と思うでしょうね。忙しいですからね。しかし、優先順位を考え直してほしいのです。そもそも、1日24時間のうちで、本当にやらなくてはいけないことはどれくらいありますか？　くだらないこと、どうでもいいことをたくさんやっているでしょう。よくチェックしてみてください。これはやらなくてはいけない、これは後回しにしても大丈夫、というふうにチェックします。おそらく、後回しにできないのはトイレに行くことぐらいだと思います。

日常的にやっていることは、なんでも後回しにできることです。朝ごはんを作ったとしても、食べないで後回しにしたらどうなりますか？　おなかがすきます。それだけでしょう？　どうということはないのです。

ぜひこの機会に、ふだんの生活で、後回しにできないことを点検してみましょう。それをちゃんとわかっていることは大事です。トイレに行きたくなったら、それは後回しにできません。水を入れたやかんをコンロに置いて火をつけ、沸騰したら、火を消すのを後回しにはできません。

人生の中で後回しにできること、後回しにできないことというのは、それぞれあります。しかし、よく点検してみると、皆さん、けっこう後回しにできないことをサボって、どうでもいいことを一生懸命やっていたりするものです。きっちり考えてみれば、どんなに忙しい方でも1時間ぐらいは確保できるはずです。

食べる瞑想の第一条件は、自分ひとりでいる時間を最低45分、確保することです。そのうえで、食べる時間帯を、瞑想を基準に設定します。

たとえば、朝に家族がみんな出かけたあと、家でひとりになれる時間が9時半ぐらいからとれるとしたら、その時間を食事の時間にします。もし、みんなといっしょに朝ごはんを食べてしまっていたら、もう一度9時半からごはんを食べることは無理でしょう。ですから、朝ごはんをちょっと遅らせてひとりで食べられるように調節します。あるいは、家族が昼ごはんを食べて出かけるのなら、自分だけは昼ごはんを、ひとりになってから食べるようにするのです。

食事の観察

はじめに、「これから修行に入ります」と宣言して、「食事の観察」の言葉を唱えます。ひとりきりですから、声に出して読むといいでしょう。

正覚者の説かれた真理を遵守《じゅんしゅ》し、
正しく観察してこの食事をいただきます。
食事により心が汚れることを戒め、
身体を痛めることにも注意し、
壊れてゆくこの肉体の修復のために、

量を計って、この食事をいただきます。
一切の生命に対して慈しみの念を抱き、
釈尊の説かれた仏道を歩む目的を念頭において、
一切の現象は無常であることを随念しつつ、
この食事をいただきます。

言葉を唱えたら、「食べる瞑想」をスタートします。すべて実況中継しながら食事をします。実況中継すると、考えることはできなくなります。

まず、「座ります、座ります、座ります、座ります……」と座る。それからスピードを下げて実況します。使う言葉はすべて動詞です。名詞は使いません。たとえば、弁当のごはんをひと口、口に入れる場合、腕を上げて、手を伸ばして、箸を取って、箸を合わせて、また手を伸ばして、ごはんを取って、口に入れますね。そこは次のように動詞だけで実況します。

（腕を）上げる、上げる、上げる、上げる……
（手を）伸ばす、伸ばす、伸ばす、伸ばす……
（箸を）取る、取る、取る、取る……

（箸を）合わせる、合わせる、合わせる、合わせる……
（手を）伸ばす、伸ばす、伸ばす、伸ばす……
（ごはんを）見る、
（ごはんを）取る。
（ごはんを）運ぶ、運ぶ、運ぶ、運ぶ……
（口に）入れる。
（箸を）戻す、戻す、戻す……
（箸を）置く、置く、置く……

このように、ひと口ごとに丁寧に箸を戻して置くことをします。さらに、手も戻します。

（手を）戻す、戻す、戻す……
（手を）置く、置く、置く……
手を足の上に置くなどして、それから
噛む、噛む、噛む、
味わう、
噛む、噛む、噛む、
味わう、

噛む、噛む、噛む、
味わう、
……飲み込む。

というふうに修行します。

噛む回数は、数字で決めておいたりするのではなく、すべて噛みくだけるまで噛んでいきます。半分噛んでパパッと飲み込んだりはしません。完全に噛みくだけるまでです。ですから、たくさん噛まなくてはいけません。

「噛む、噛む、噛む、噛む……。味わう。噛む、噛む、噛む、噛む……。味わう。飲み込む」

これでひと口が終わります。そこでもう一度、「(腕を)上げる、上げる、上げる、上げる……」から、繰り返しです。

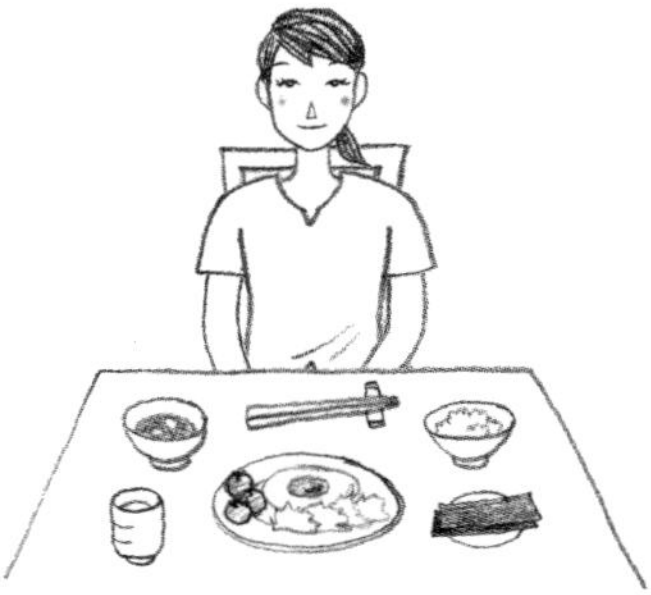

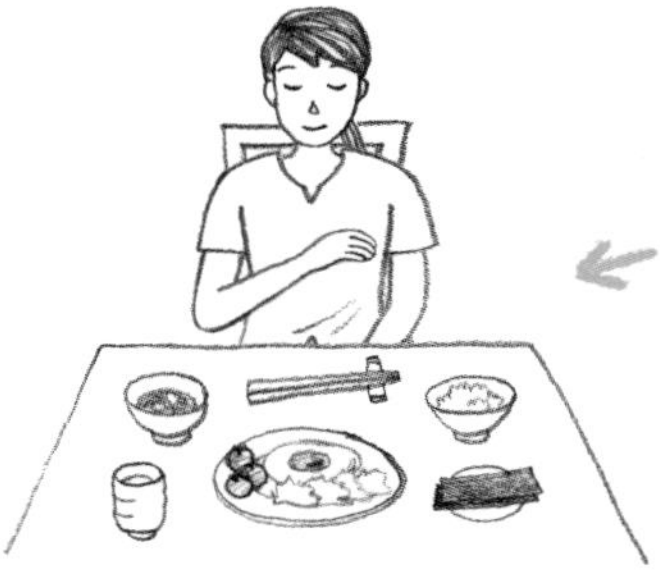

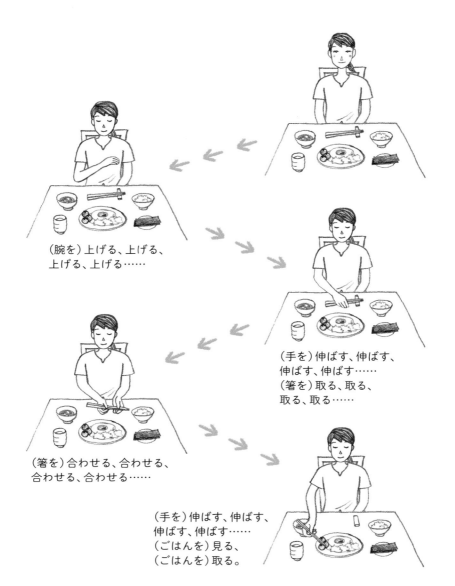

（腕を）上げる、上げる、
上げる、上げる……

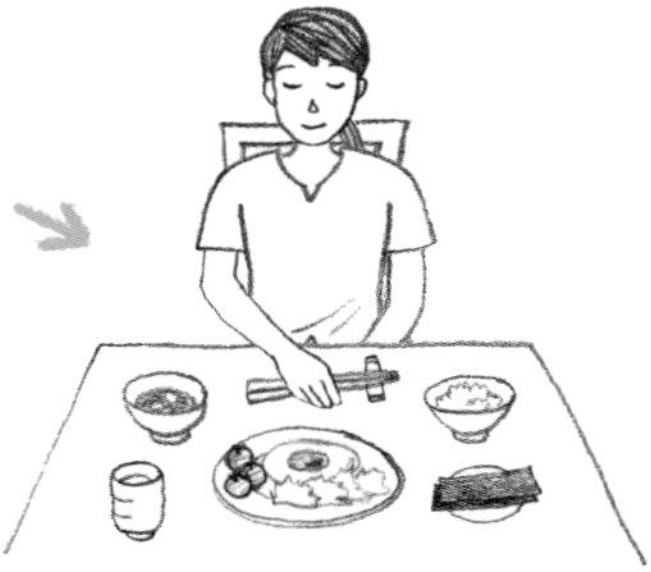

（手を）伸ばす、伸ばす、
伸ばす、伸ばす……
（箸を）取る、取る、
取る、取る……

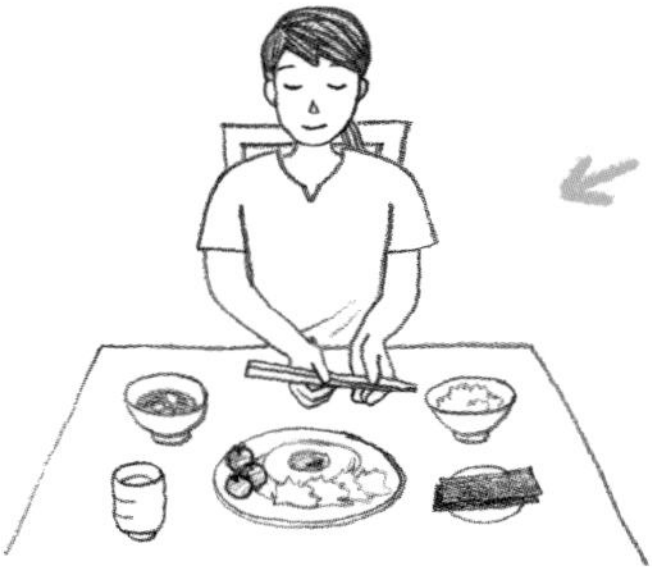

（箸を）合わせる、合わせる、
合わせる、合わせる……

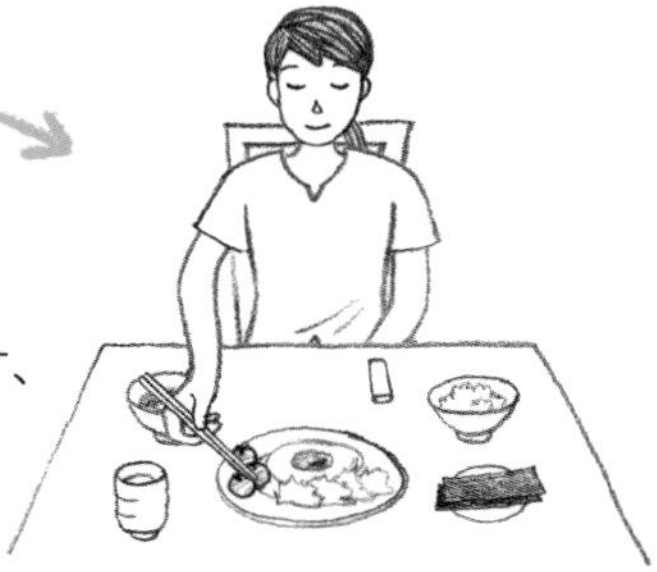

（手を）伸ばす、伸ばす、
伸ばす、伸ばす……
（ごはんを）見る、
（ごはんを）取る。

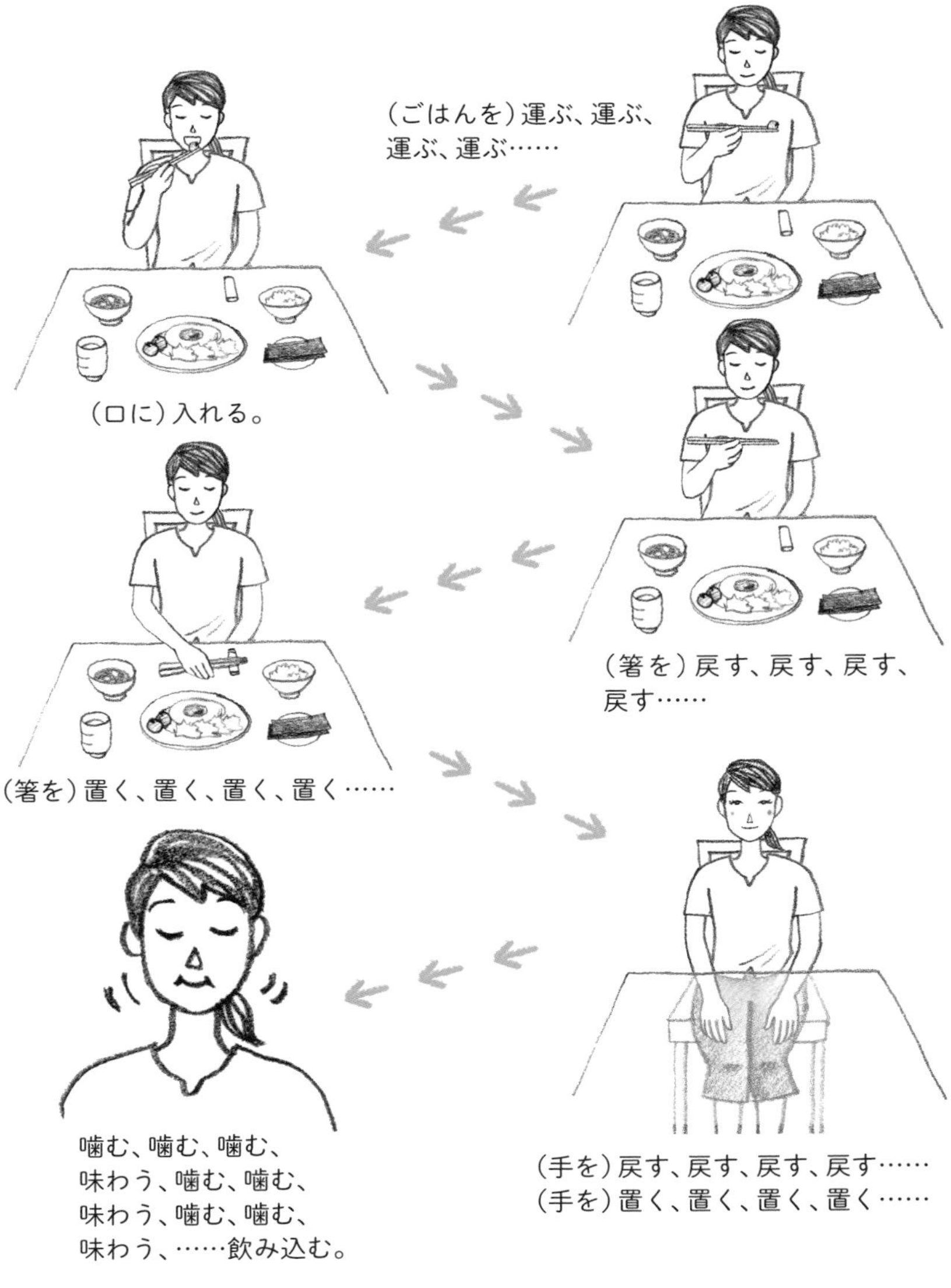
(ごはんを)運ぶ、運ぶ、
運ぶ、運ぶ……
(口に)入れる。
(箸を)戻す、戻す、戻す、
戻す……
(箸を)置く、置く、置く、置く……
(手を)戻す、戻す、戻す、戻す……
(手を)置く、置く、置く、置く……
噛む、噛む、噛む、
味わう、噛む、噛む、
味わう、噛む、噛む、
味わう、……飲み込む。

落ち着いて、自分の動物の気持ちを抑えて食事をとらなくてはいけません。ですから「食べる瞑想」は、始めた瞬間から完璧に理性的な、人間らしい人間になる修行です。

修行しない人間というのは形、皮膚だけ人間という種族ですが、本当は獣なのです。外見以外、獣と何も変わったところはありません。なぜなら、噛むことも味わうこともなく、ごはんをおなかの中に放り込んでいるでしょう？　味わっていると思っているのは大きな勘違い。ただ、大蛇が鳥を丸のみするのと同じように、ぺろりと飲み込んでいるだけです。人間というのは噛んで食べなくてはいけないのですが、みんな、ろくに噛んでいません。

食べる修行では、しっかりひと口ひと口、一品一品、経験しながら食べているはずです。このとき、純粋な経験でなければ修行になりません。思考が入ると食事が概念としてとらえられてしまい、純粋な経験でなくなります。ですからハチャメチャ実況するのです。思考が入らないように、言葉で繰り返し繰り返し、実況します。

たんに手を伸ばす場合でも、「伸ばす、伸ばす、伸ばす、伸ばす……」と、実況しながらやれば思考が入りません。箸を取るときでも、「取る、取る、取る、取る……」。それからものを取れるように2本の箸を合わせなくてはいけないので、そこも、「合わせる、合わせる、合わせる、合わせる……」。また手を「伸ばす、伸ばす、伸ばす、伸ばす……」。そして、目標物を見ないと取れませんから、「見る」。それから食べ物を「取る」という感じで食べていくのです。

これは、食事ではなく修行です。1時間ぐらいかけて行ない、終わってみたら、びっくりした世界が現れてくるはずです。

この「食べる瞑想」では、いろいろなことを発見します。とはいえ、神秘体験は何も起こりません。神秘体験というのは、脳がバランスを崩していたり、壊れた場合の現象です。「食べる瞑想」では、神秘体験ではなく、智慧と理性が現れます。智慧と理性のある脳とは、常識的であまり物事を鵜呑みにしない、科学者のように検証してとらえようとする脳です。

日本は「宗教と言えば神秘世界」と考えるようなところがありますね。しかし、それは精神的に病気の世界です。「我はブッダである」と言っている人がいたなら、言っている人も信仰する人も病気です。教祖様を畏《おそ》れ多い存在ととらえ、「あの人は神様だ」「あの人のハンドパワーで私のがんがきっと治る」などという思考があったら話になりません。もう病気です。

今の日本にはしっかりした元気な明るい人というのが、ほとんどいません。笑える人間がほとんどいません。テレビでもいいので、ぜひタイやミャンマー、あるいは私の国・スリランカの連中を見てください。ずいぶん気楽に暮らしています。スリランカでは、笑わなかったらバカにされるぐらいです。お坊さんが説法するときも、子どもから大人にまで笑いを取れるように話します。笑いを取るのは、けっこう頭を使わないとできないことです。

「食べる瞑想」を実践すると、神秘体験ではなく、「食べるとはどういうことか」「食べることというのは、どういうふうに成り立っているのか」ということが、わかってきます。いつもやみくもに獣の脳で「おいしい、おいしい」と食べていたのが、おいしいとは何なのだろうか、ということなどが理性の脳で科学的に分析されて目の前に現れてくるのです。からくりが、成り立ちが、すべて分解されて1個1個、明確に見えてきます。ありのままに見たら、生きるとは何なのか、ということがわかってくるのです。それこそを智慧と言います。そして悩み苦しみが減っていきます。悩むべきことは何もないのだとわかります。

実況は「味わう」で

食べ物を口に入れて「味わう」と実況します。大事な注意点はここです。決して「おいしい」という単語を使ってはいけません。必ず「味わう」と実況中継しましょう。

単語というのは、すごくややこしいものです。客観的な単語なのに、主観的な判断の入った単語があるのです。主観的な判断が入った単語は間違いです。「おいしい」という単語は間違っている単語なのです。しかし、そう言われても、どこが間違っているか、おそらく皆さん、わからないでしょう？

たとえば、私が何か食べて「これはおいしい」と言ったとします。そこで友達に勧めてあげたとします。するとその友達は「これはお世辞にもおいしいとは言えないよ」と言ったりするのです。つまり私の単語、「おいしい」は間違っているということになります。

では、私が何か食べて、「あ、これには味がありますよ」と言って、「あなたもその味を感じてください」ということならどうでしょう？　おいしいかまずいかは関係なく、「味は感じます」ということですね。これなら間違いはありません。ですから、瞑想では「味わう」と言うのです。

味わったものを自分の勝手でおいしいかまずいか、判断するのであって、その「おいしい」「まずい」という人間の判断はよく間違っているのです。単語が間違っていたら、人生も間違います。しかし、誰もそのように厳密な単語の使い方を勉強していません。

「あれってすごくきれいですよ」「本当にあのお店の食べ物はおいしいですよ」「これってすごく可愛いですよ」などなど、みんな主に自分勝手な判断の言葉を使って生きているでしょう。みんなの人生は、間違っているのです。間違った単語を使わない人生になるためには、そういう脳の開発が必要です。

そのようなわけで、「食べる瞑想」で、食べ物を口に入れてから味を感じるときの実況中継は、必ず「味わう」にしましょう。「甘い」「苦い」などの形容詞も主観ですから使ってはいけません。仏教では、「これは誰でも感じる味だ」として、味を６種類に分類しています。ですから、甘み、苦み、酸味など、誰でも共通して感じる味はあるのですが、瞑想では避けます。「味わう」だけにします。

味覚を元に戻したほうがいい

同じものを食べても、人によって、「これは辛い」「これは辛くない」と、意見が分かれたりするでしょう？　それだけでなく、自分の神経の機能によって感じることは変わります。日本の方々は、大量に塩をとる食文化ですから、味覚が麻痺しています。本当は、味覚を元に戻したほうがいいです。元に戻す方法は、調味料を使わないことです。

私は、塩をはじめ調味料をできる限り使わないで食べることにしています。年をとりましたし、衰えますから、どこかにブレーキをかけないといけないということで、自分で試しているのです。すると、味覚が元に戻ってきます。元に戻ってくると、これがまたびっくりする別世界なのです。

つい最近は、カリフラワーを、何も付けないで生で食べてみました。すると、本来の味がよく味わえて、とてもおいしかったです。今まで食べていた、茹でてマヨネーズをかけていたカリフラワーのことを「どうしてあんなまずいものを今まで食べていたのか」と思ったほどです。「生でおいしいのに」と。キャベツもそうです。生で最高においしい。そういう味覚に戻ってみると、キャベツ炒めのようなものを、よく食べていたなと思ってしまいます。

キャベツさんは、自分の持っている味を自分で調理してくれるのです。ですから、生でおいしいのです。キャベツに限らず、たとえば、りんごはりんごで完全な味です。どうして焼きりんごだの、いろいろ手を加えなくてはいけないのでしょうか。なるべくその食材そのものの味を味わって、元の味覚に戻ることをお勧めします。（少々余計な話です。）

「食べる瞑想」に適した食事

「食べる瞑想」での食事は、基本的にはなんでもいいのですが、ポイントをアドバイスしておきます。肉や魚がメインにくる献立は、あまりお勧めしません。食べる瞑想では、ずっと噛んで噛んで、味わいます。噛み続けること自体は問題ないのですが、微妙に気持ちが悪くなる可能性があります。肉が大好物という人でも、瞑想でやっていると、気持ちが変わってしまう可能性があります。「もう肉なんか食べるもんじゃない」というふうに変わるかもしれません。ですから、とくに最初の頃の修行は、いくら噛んでも嫌にならない野菜中心の料理がお勧めです。そして、カレーライスのような混ざったものではなくて、おかずひとつひとつが独立した、幕の内弁当のようなものが好ましいです。

また、たとえば、朝ごはんにトーストしか食べない人がいるとしましょう。それはその人の普通の習慣ですから、それで結構です。トーストにバターを塗るか、ジャムを塗るか、そのまま食べるのかも、その人の自由です。ただ、ひとつひとつの行為を実況中継して行なうのが瞑想です。

トーストをひと口かじって、実況中継で元に戻して、また手も戻して、それから「噛む、噛む、噛む、味わう。噛む、噛む、噛む、飲み込む」。それが終わったらもう一度、皿に手を伸ばして、またトーストを取って、またひと口かじって、また戻して、「噛む、噛む、噛む、味わう。噛む、噛む、噛む、飲み込む」というふうに行ないます。

その場合、ずっとトーストを食べているので、ずっと同じ味だと思うでしょう？　それは勘違いだと発見するのです。最初にかじったところの味と、二回めでかじったところとでは、味が変わります。それが正しい発見なのです。

あるひと口のトーストは、永久的に一回しか食べられません。同じものを二回味わうことはできません。次にかじるトーストのパンのひと切れは、まるっきりそれしか存在しないのです。ですから、同じ味になりません。しかしふだんは、ひと口ごとの味を楽しんだりせず、頭がおかしな状態で、味覚がおかしな状態で食べています。ですからトーストにバターを塗る必要が生じます。そのうえ、ジャムまで塗る必要があるのです。さらにそのうえに何か載せる必要まである、ということになります。あまりにも鈍いので、爆弾的にいろいろな味を重ね合わせなくてはいけなくなるのです。

瞑想で味わうならば、トーストだけで十分、ものすごい味覚が生まれてきます。脳に必要なのは、本当はそれだけなのです。バターを塗ってあるかどうかは、どうでもいいことです。脳は「味わった」というデータがほしいだけ。それはトーストだけでも十分に入ります。脳を開発します。

正しく食べるとは

皆さんの食べる習慣がいかに間違っているかというと、食べることで病気になっているでしょう？　それは脳が麻痺しているからです。

脳はデータがなくて飢えているのです。胃袋に入りきらないぐらい食べているのに、脳から見ればデータが入っていないのです。ですから脳が反応できないのです。しかし、たった一枚のトーストでも、瞑想で食べると脳にとっては十分、データが入ります。ですから脳が開発されます。食べたものを分析してどうやって使うべきかは、脳の指令によります。しっかりとデータが入れば、脳は、正しく分析します。「これは脂肪に回して」などという間違った命令はしません。脳が正しく働けば、血液中にゴミが回るようなことはないはずなのです。

今、我々は脳が麻痺しているので、食べるものはぜんぶゴミに回されて、体中ゴミだらけです。血液はきれいな状態ではありません。ゴミが、汚物が、血液中に流れています。それで血管が壊れる、細胞が壊れる。そこで生活習慣病という、さまざまな病気が出てきます。

人間はたしかに病気になるものですが、今の人間がなっている病気は、本当にバカげたものです。病気というのは、本来はどんどん年をとってきて足が弱くなって動けなくなるとか、食べる量がどんどん減っていくなどといったものでしょう。髪の毛が落ちたり、白髪になったり、歯が弱くなったりする、そんな程度です。そうではなくて、「がん」になるというのはどういうことなのか、ということです。

食べる瞑想は認知症予防

瞑想で食べていくと、一番ありがたい効果は、認知症にはならなくなることです。認知症は、脳の中にゴミが溜まってなるものです。ふだんの食べ方では、なにしろゴミしか入れていないのですからね。脳も細胞ですから排泄するものがあります。酵素によって排泄するものを溶かして血液に入れて、身体から出すのです。脳細胞のまわりにあるたんぱく質を剥がして捨てなくてはなりません。そのとき、汚水で洗ったところで、きれいにならないでしょう？　脳に行く血液が汚水なので、脳細胞を洗えないのですね。

この瞑想をしても、直接的にがんになる人はがんになります。それは仕方がないことです。しかし、がんになっても人間であることには変わりないでしょう。認知症は違います。認知症は、一番悲しい病です。どんな大物と言われた人も、ものすごい有名人も、認知症になったら以前の人間性がすべて消えてしまいます。それは、本人にはわからないかもしれませんが、まわりにいる人々にとっては耐えられない悲しみです。自分の親がひどい認知症で何もできない状態になったら、やっぱりとても悲しいでしょう。獣に戻って死ぬということかもしれませんが、せっかく人間に生まれているのに、獣で死んでいいわけがありません。ですからぜひ、「食べる瞑想」をしてください。

「食べる瞑想」をすれば、1時間で抜群に脳が開発されます。ただ、1回やったらちょっと開発された状態が垣間見えた程度。ですから繰り返して、「じゃあ次の日もやります」「じゃあ、晩ごはんのときもやります」と、回数を増やしていってほしいのです。5〜6回、7〜8回ぐらい「食べる瞑想」をやってみたら、もう自分から絶対に離れない智慧が現れているはずです。食べるとはどういうことか、生きるとはどういうことか、見えてきます。さらにさらに智慧を広げて、完全な智慧が現れるまで広げていくチャンスが現れてきます。

食べる瞑想で得られる智慧

食べることというのは、本来、ただ生きることの一部です。食べなくてはこの肉体はもたない。そこで頭がいい人だったら、「あ、なるほど。命というのは常に壊れるものである」と、命の定義が出てきます。常に壊れるものでなければ食べる必要はありません。そしてさらに調べてみると、食べるということが、ただ外にある材料を口を通しておなかに入れるだけのことではないとわかります。

栄養をとるということは、本当は細胞の中で、ずっと起こっていることなのです。部品交換は24時間365日間、一瞬も暇を取ることなく行なわれています。寝ていても細胞は栄養をとっています。栄養をとって壊れた品物を排泄しています。止まることはありません。そういうところまで智慧が現れてきます。今、この本を読んで理解しても、それは知識であって智慧ではありません。

智慧が出てくれば、「生きるということはどうってことはない、すぐ壊れるものである」とわかる。それがわかったら普通の人間よりは、はるかに頭のいい人間になります。それからは、何をやるにしてもその考えの下で生きることができます。命ははかないもので、すぐ壊れるものので、そんなにごちゃごちゃ、ごちゃごちゃ執着しなくてもいい、とわかって生活できるようになっていきます。人格が向上するのです。

「食べる瞑想」のポイント・まとめ

●朝食、昼食、夕食という食事のひとつを選ぶこと。間食瞑想はダメです。おなかがすいて食べる必要が生じているならば、なおさら条件がよいのです。

●実況中継で思考にブレーキをかけます。

●実況中継は動詞を使います。「手を伸ばします」とは言わず、「伸ばす、伸ばす、伸ばす、伸ばす……」と動詞だけで行ないます。弁当からごはんを取るときも、「ごはんを取ります」「じゃがいもを取ります」などとはしません。この瞑想では名詞は入れません。「見る」「取る」というふうに行ないます。

●時間は個人差がありますが、45分〜1時間ぐらいを目安にするとよいと思います。時間があるからといって、途中で休んだりせず、ずっと食事の作業を続けてください。

●食べている途中でお茶を飲みたくなったら、同じ実況中継で、「伸ばす、伸ばす、伸ばす、伸ばす……」「取る、取る、取る、取る……」「運ぶ、運ぶ、運ぶ、運ぶ……」、湯のみなどを口のところに持ってきて「付ける」、お茶を「入れる、入れる……」、それから戻して、「戻す、戻す、戻す、戻す……」「置く、置く、置く……」。それから「味わう」「飲み込む」などというふうに実況中継します。

●瞑想がやりやすいメニュー、やりにくいメニューというのはありえますが、基本的には、ごく普通に自分がふだん食べているものでやればよいです。

●1個ずつやること。2つ同時にやらないこと。脳が混乱すると開発されません。成長には法則的な順番があります。それを間違わないために、one at a time。1個ずつやってください。ふだんはお茶を口に入れたら、口に入れた瞬間にゴクっと飲んでしまうでしょう？　そこは無理をして、「入れる、入れる……」、それから「戻す、戻す、戻す、戻す……」と、湯のみやカップを戻してから、「味わう」「飲み込む」と無理やりにone at a time、1回にひとつにするのです。1個ずつ、そこが大事なポイントです。

●食べる実況中継は「味わう」です。「おいしい」だけでなく「甘い」「苦い」なども含め、形容詞は使いません。主観が入るのを徹底的に避けます。

●食べる量は気にする必要はありません。必要な量が身体に入ったら自動的にストップになります。結果として、ふだん食べる量より少ない量ですむはずです。「たくさん食べてやる！」という気持ちがあっても、「食べる瞑想」なら、大丈夫です。過食にはなりません。そこで、自分の身体に必要な食べる量を発見することも、ありがたいことではないでしょうか。

修行として回数を重ねていく

これらのポイントを読むと、おそらく皆さんは「これ、面倒だな。無理だな」と感じることでしょう。それでOKです。それが、脳がまだまだ未熟であることの証明です。「あなた、しっかり頑張らなくちゃいけませんよ」ということです。そこで無理に頑張るところを「修行」というのです。

実況中継という実践は修行です。修行というのは、なんかちょこっと無理があるものでしょう。修行とはやりたくないもので、当然、「食べる瞑想」も、正直なところ、やりたくないのです。やっぱり獣のように量なんか気にしないで、ぜんぶ食べまくりたいのです。皮膚で隠しているだけで、中身は獣の人間が、やりたくないのにちょっと頑張ってやる。それこそが「修行」です。

やってみると、設定していた時間よりもだいぶ早く食べ終わってしまうことがあるかもしれません。うまくいかないことが起こるかもしれません。その場合は、「修行は中途半端だった」と反省して、また次回、頑張るしかありません。修行ですから、失敗しても失格ではありません。失敗したら、また繰り返し繰り返しやるだけです。

「食べる瞑想」は、智慧を完成したお釈迦さまの指導です。私が開発したわけではなく、お釈迦さまが「これはもう、始めたらすぐに結果が出ますよ」とおっしゃる瞑想です。もう２６００年もやっているものですから、「私には合わない」などということは言えません。合わないという場合、それは「やっていない」ということになります。ぜひ、頑張ってやってみてください。

PART 5

Meditation of Wisdom

第5部

ヴィパッサナー瞑想

悟りへ向かう3つの瞑想

実践 ヴィパッサナー瞑想をやってみよう！

最後に取り組む3つのレッスン

レッスン5までいろいろな瞑想をしてきました。ここからは、心が清らかになるまで長い時間、頑張って瞑想実践する最後の段階の3つのレッスンです。

その3つとは、「立つ」「歩く」「座る」瞑想です。今まで悟りに達した方々は誰でも、「立つ」「歩く」「座る」という3つの瞑想で成功したのです。

この3つの瞑想は、そんなに難しくもないし、いつでもできるし、何時間でも取り組むことができます。瞑想とは、具体的に言えば「生きる」とはどういうことかと科学的に観てみることです。神秘や宗教にとらわれることなく、神話物語や自分に都合のいいストーリーに沿って観ることをやめて、ただ客観的に自分の身体を観てみることです。

私たちが身体を使ってしている基本的な行為は、「歩く」「立つ」「座る」「横になる」の4つです。この4つの行為の中で、横になるというのは寝るための行為であって、瞑想に用いるのはよくありません。寝ることが瞑想になるならば、人類およびすべての生命はもうとっくに悟っているでしょう。人間よりも先にネコが悟っているにちがいありません。仏教は、寝ることをあまり推薦しません。なぜならば、寝ているあいだに脳開発を行なうのは難しいからです。

寝ているとき、脳はアイドリング状態です。決まったプログラムで動いているだけで、外のデータは何も受け入れません。クルマのアイドリングと同じで、動いてはいますが、何もやっていないのです。アイドリング状態のクルマは使いものにならないでしょう？　やっぱりギアやクラッチを入れないと役に立ちません。

そういうわけで、最後の悟りへ向かうヴィパッサナー瞑想は「歩く」「立つ」「座る」の３つの瞑想のやり方で教えています。その３つの行為に実況中継を入れるのです。

〔レッスン6〕立つ瞑想

前節で説明したように、それぞれの動きを実況中継していきます。これから説明する３つの瞑想を、空いている時間に順番にやってみてください。

「立つ」という行為がどのように成り立っているのかと、コマ送りでチェックしていきます。まず、座っている姿勢から立ち上がってみます。座り方は問いませんが、１３２ページから説明している座り方から始めると、座る瞑想の訓練にもなってよいと思います。

座った姿勢から、できる限りのスローモーションで動きながら、身体の動作を逐一、微妙な動きも、思考が割り込むすきがないほど忙しく実況中継します。身体の感覚をじっくり感じながらそれを実況中継していきます。そしてどこか痛くなっても、放っておいてください。動く速度は変えません。

【立つときのポイント】
❶スローモーションでやること
❷実況中継
❸感覚を感じること
❹極限にスローモーション

常に「one at a time」（1回にひとつずつ）です。1つずつ、1つずつ、スローモーションで実況します。やりやすい立ち方でかまいません。それは個人個人のスタイルでいいのです。しかし、たとえば右手を動かすならば右手だけにします。必ず1個ずつ。他の部位は停止しています。

「右手、上げる、上げる、上げる、上げる……。伸ばす、伸ばす、伸ばす、伸ばす……。下ろす、下ろす、下ろす、下ろす……。置く、置く、置く、置く……。左手、上げる、上げる、上げる、上げる……。伸ばす、伸ばす、伸ばす、伸ばす……。下ろす、下ろす、下ろす、下ろす……。置く、置く、置く、置く……。左足、上げる、上げる、上げる……」、このような感じです。「one at a time」（1回にひとつのことだけ）であれば、順番はどうでもいいです。右手から始めても、左手から始めても、左足から始めても、自分にとって自然な順番でかまいません。

動きに応じた動詞を、自分で決めて実況中継します。この場合は、動かす場所を名詞で入れたほうが集中しやすくなるでしょう。右手、左手などと、動かす場所を付けてから、動詞で実況中継するのです。あるいは、腰なら「腰を上げます」といってもいいし、ただ「上げる、上げる……」でもよいです。手足の左、右は区別したほうが瞑想の効果は上がるでしょう。

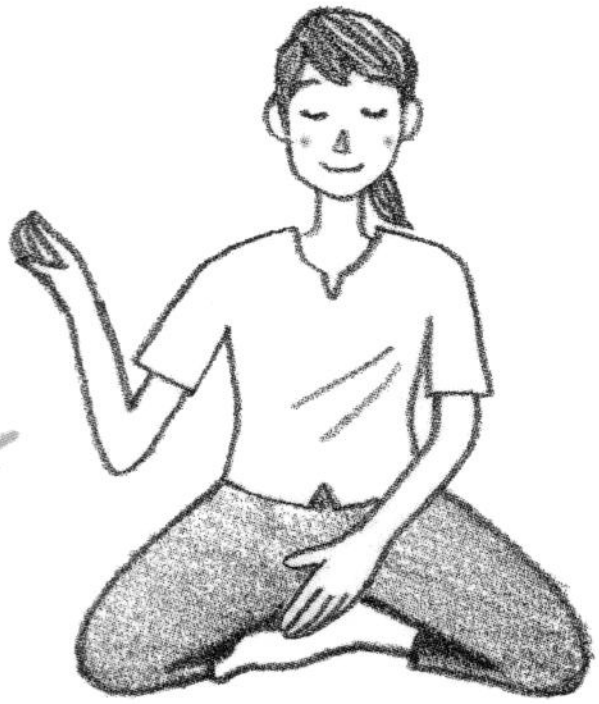

「右手を上げます、広げます、
広げます、置きます、
置きます、置きます……」

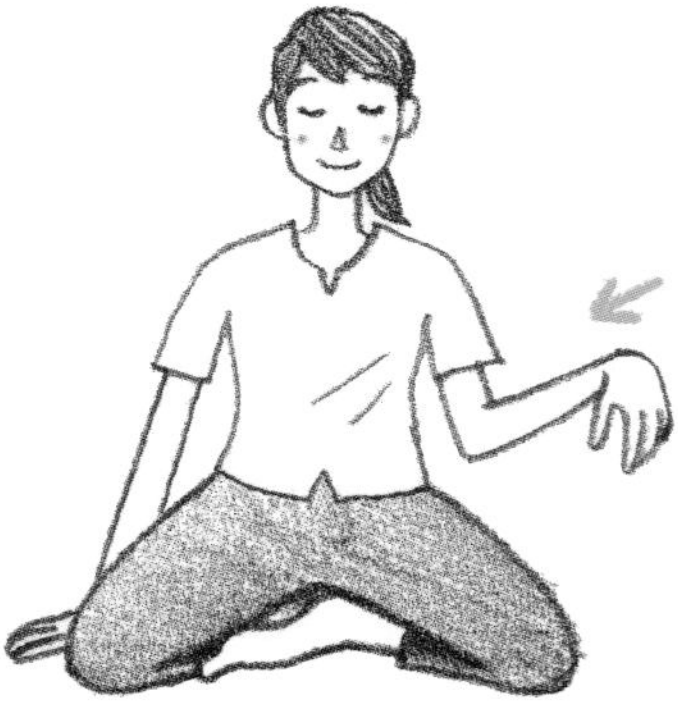

「左手を上げます、広げます、
広げます、置きます、
置きます、置きます……」

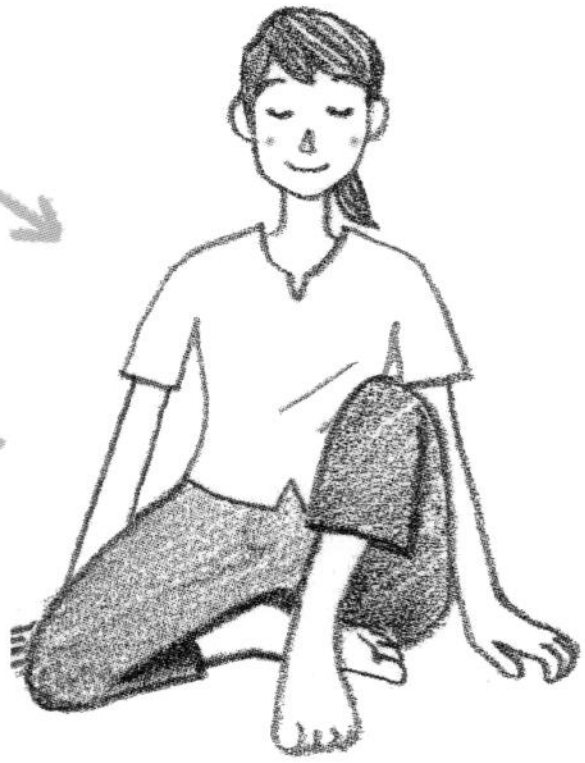

「左足を上げます、
上げます、上げます、
上げます、上げます……」

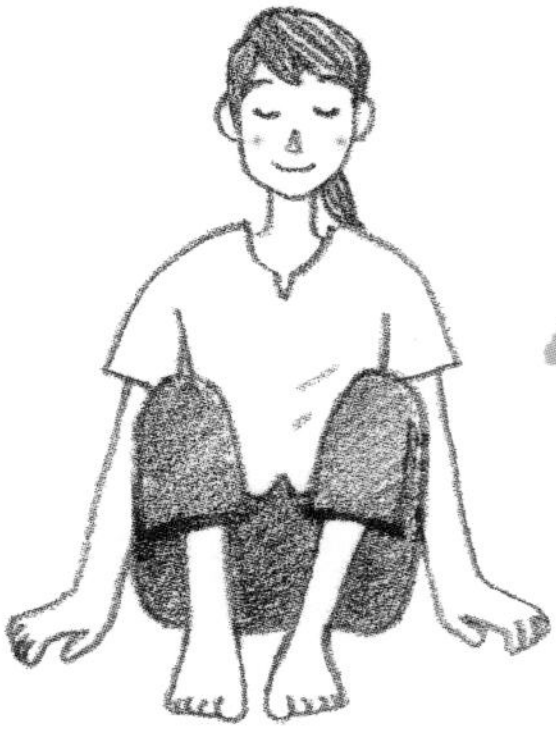

「右足を上げます、
上げます、上げます、
上げます、上げます……」

ゆっくりと立ちます。ゆっくりとやらなければ心は成長しません。

立ち上がったら、ゆっくりと足を広げてください。

「左足、広げる、広げる。右足、広げる、広げる。左足、広げる、広げる。右足、広げる、広げる」、

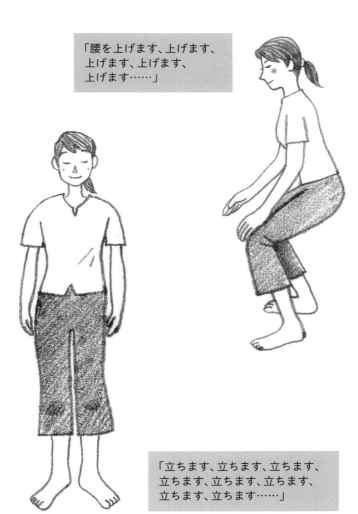

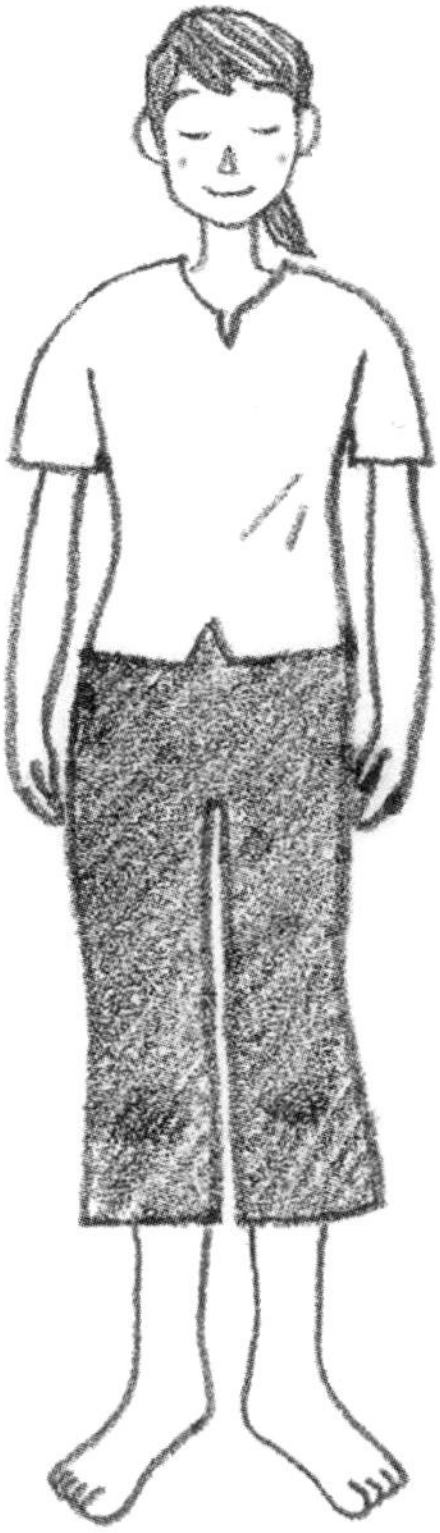

そう実況しながら、左足を1～2ミリぐらい広げて、それから右足を1～2ミリぐらい広げて……というのを繰り返して肩幅ぐらいになるまで、身体が安定するところまで広げてください。肩幅程度になったら止めて、安定して立ちます。

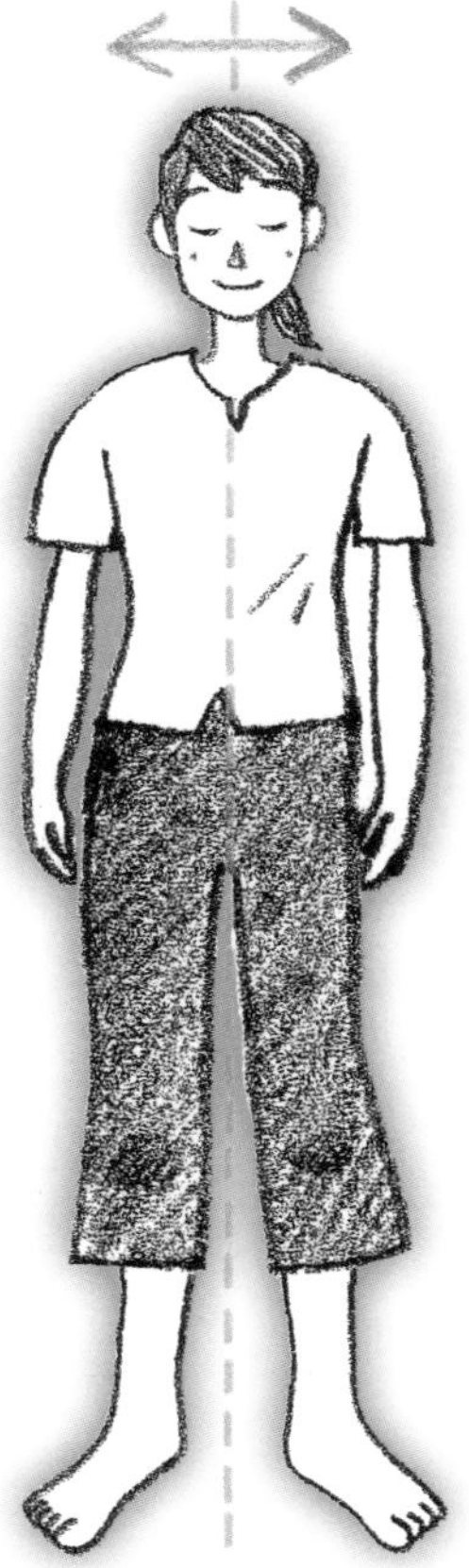

「均等になる、均等になる、均等になる」

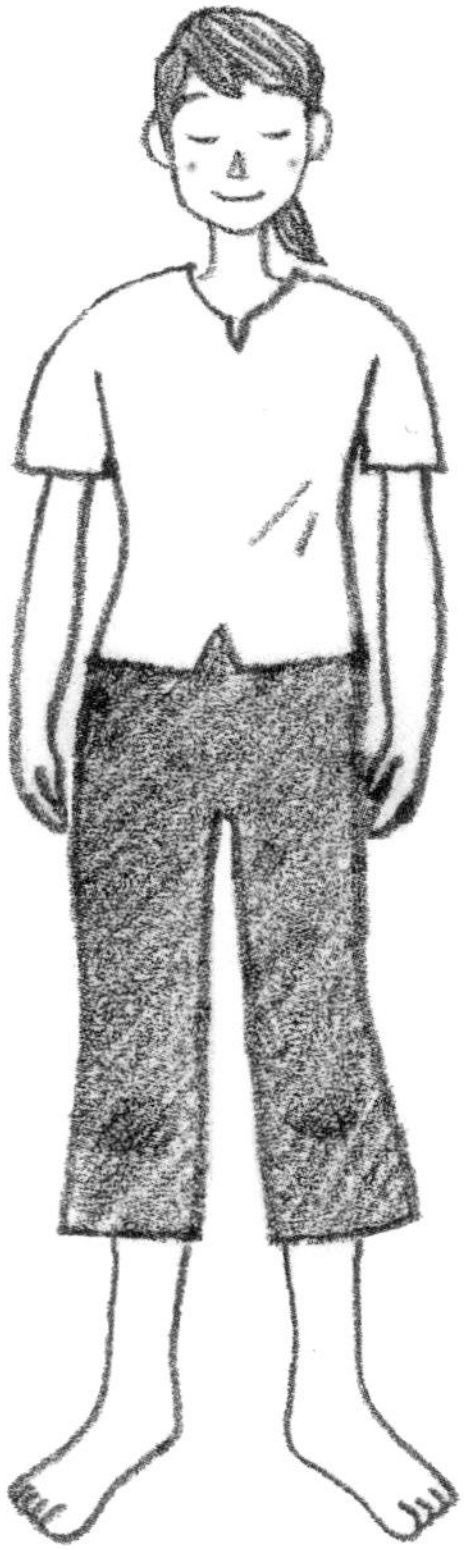

「足を広げます、広げます」

「均等になる、均等になる、均等になる」と実況中継しながら身体の左半分を感じ、また右半分を感じてください。身体の左右を交互に感じます。このとき、身体を揺らしてはいけません。

身体を動かさず、交互に感じます。足の裏からじわじわと均等になっていきます。意識して均等にしようとしなくても、放っておいたら、均等になっていきます。自分の意思は使わないでください。均等になるまでには、ちょっと時間がかかりますが、何も考えないで、しっかりと実況中継します。均等になったら、力を抜いてください。

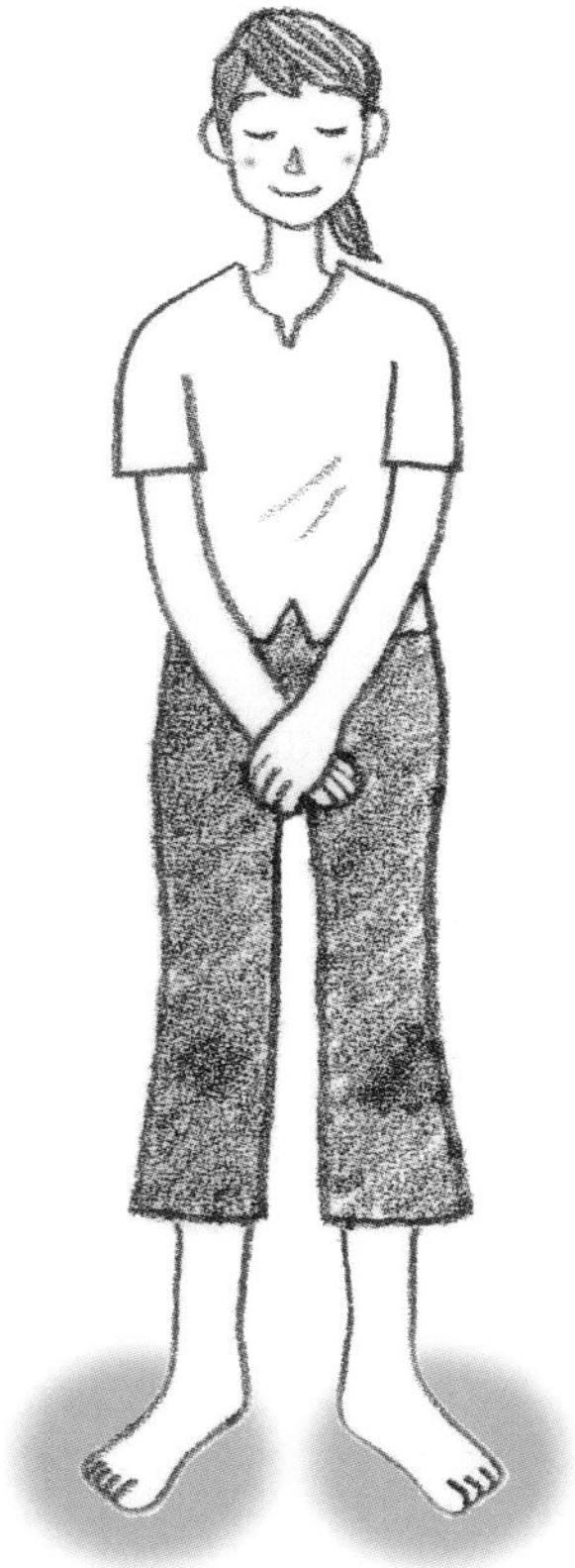

「手を運びます、運びます、運びます、運びます、結びます、結びます、結びます、結びます……」
「背筋を伸ばします、伸ばします、伸ばします」

次の実況中継は、手を組むところです。「運ぶ、運ぶ、運ぶ、運ぶ……結ぶ」と実況中継して、両手を運んで身体の前か後ろに結んでおいてください。前に結ぶ場合は、自然に結んでおなかのあたりに手を付けておいてください。

手を組んだら、次は背筋をしっかりと伸ばします。実況中継は「伸ばす、伸ばす、伸ばす、伸ばす……」です。お尻にちょこっと力を入れて、背骨を1個、1個、1個、1個、伸ばしていきます。「伸ばす、伸ばす……」、確実に実況中継してください。

背筋をしっかり伸ばすと、体重が足の裏にしっかりとかかります。目は、2～3メートル前方の下のほうへ向けます。首は曲げず、そのまま、目線だけ下方へ向けます。

このとき、意識は足の裏に持っていってください。足の裏で立っています。その両足の感覚を感じながら、次はストップモーションに入ります。

柱になります。目は半眼にします。目を閉じたら体が揺れてしまいますから半眼にして、柱になります。絶対に動きません。下半身を感じてください。下半身ならどこでもいいです。よく、感じてみてください。そして実況中継しましょう。

「立っています、感じています。立っています、感じています。立っています、感じています。立っています、感じています……」と実況中継します。

この「立つ瞑想」は10分～15分ぐらいで十分です。

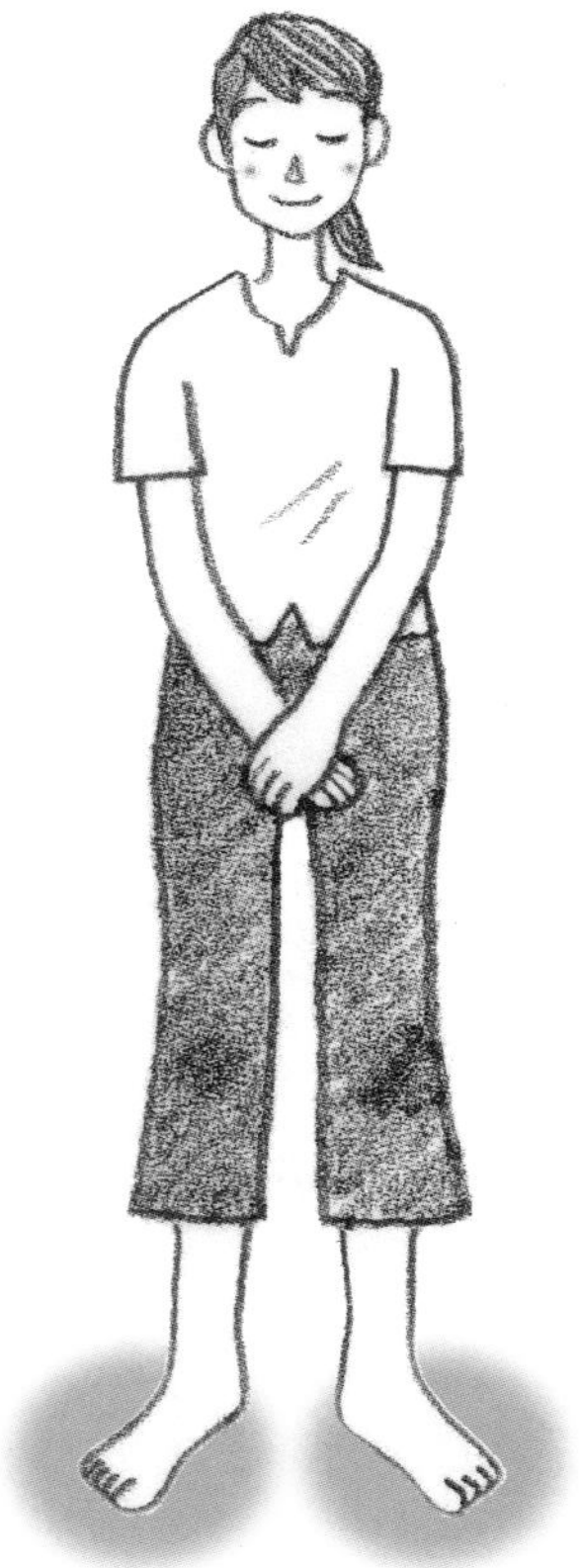

「立っています、感じています、
立っています、感じています、
立っています、感じています、
立っています、感じています……」

終わったら、また実況中継しながら、姿勢を戻します。

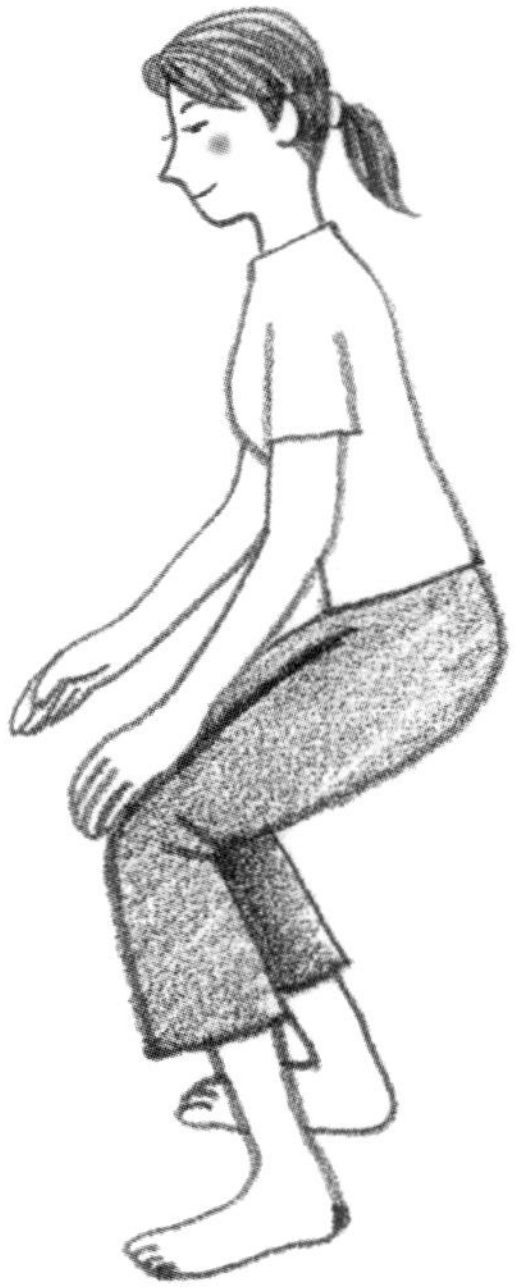

「手を下ろします、足を戻します、しゃがみます、しゃがみます、しゃがみます……」

立ったら、またゆっくり座る、そのようにして、10分～15分をワンセットでやってみてください。2～3回繰り返してもかまいません。

〔レッスン7〕　歩く瞑想

〔基本〕

歩く瞑想は、ヴィパッサナー瞑想の中心になる実践です。また、10分程度でやめないで、1時間くらい続けて行なう必要があります。歩く瞑想をすれば、やわらかな身体になっていきますし、落ち着きが出て能力開発にもよいのです。

座っていれば、立つところから実況中継を始めてください。スローモーションで立ちます。

スローモーションで立ちます。

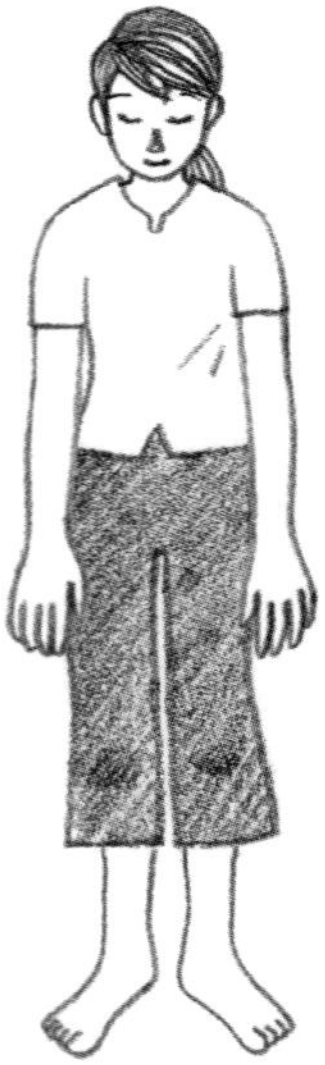

「立ちます、立ちます、
立ちます……」

立ってから、手を運びます。
手はおなかの前で結んでも、
後ろで結んでもかまいません。

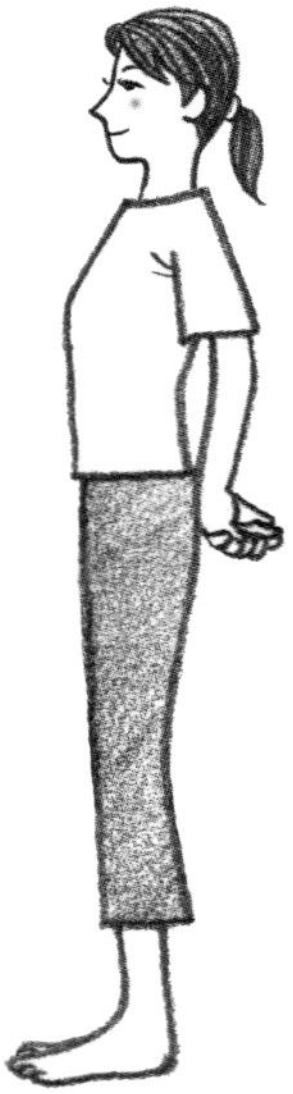

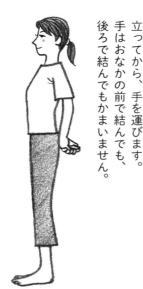

「手を運びます、運びます、
運びます、運びます、
結びます、結びます、結びます」

背筋を伸ばしてから歩きます。上半身はまったく動かさないで、下半身だけ、２本の足だけを動かします。外から見たらただ普通に歩いているだけです。しかし、頭の中が違います。思考していないのです。ただひたすらに実況中継しています。

実況中継は、次のような感じです。

歩きます。
右足、上げます、運びます、下ろします。左足、上げます、運びます、下ろします。
右足、上げます、運びます、下ろします。左足、上げます、運びます、下ろします。
右足、上げます、運びます、下ろします。左足、上げます、運びます、下ろします。

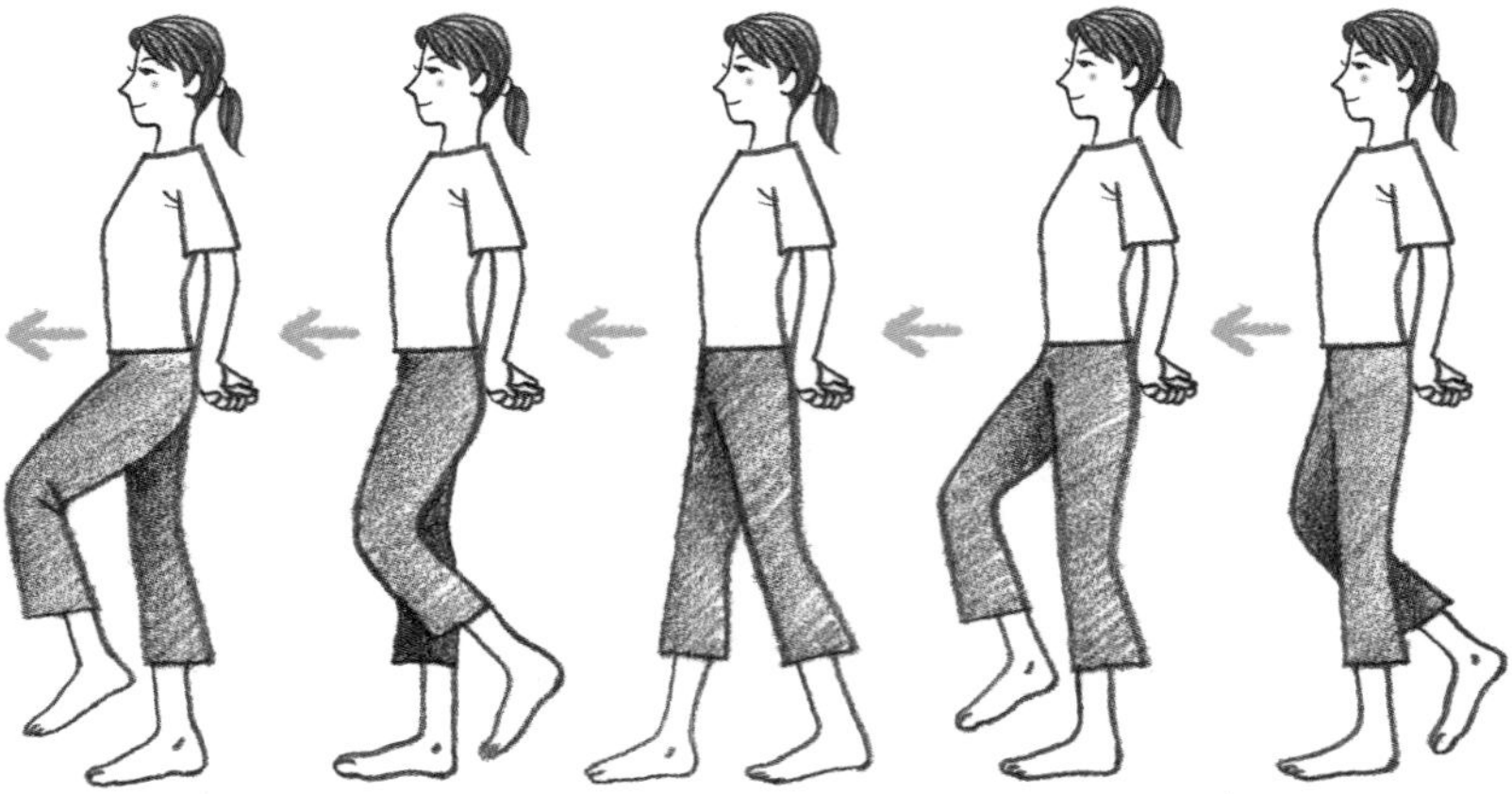

「右足、上げます」

「運びます」

「下ろします」

「左足、上げます」

「運びます」

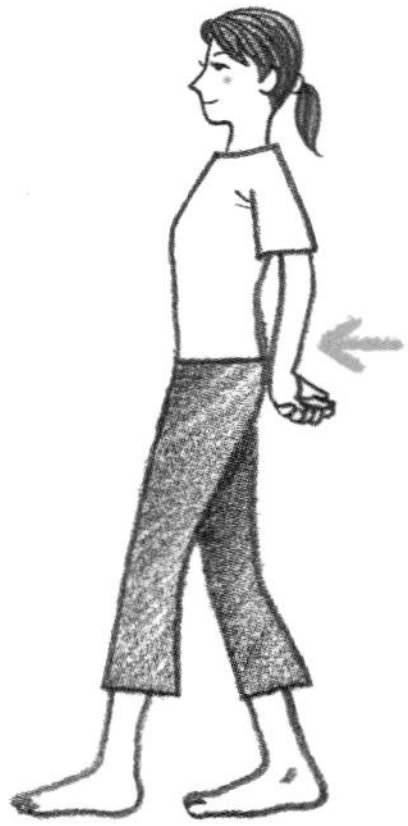

「下ろします」

自宅などでやる場合は、壁まできたら「止まります」と実況し、Uターンします。「回ります。右足、回します。左足、回します」と実況します。そしてまた、「上げます、運びます、下ろします」と続けます。

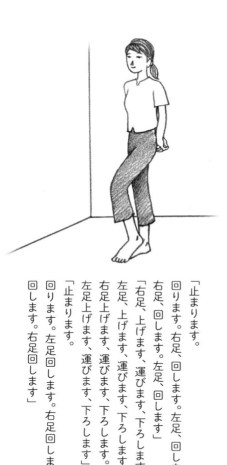

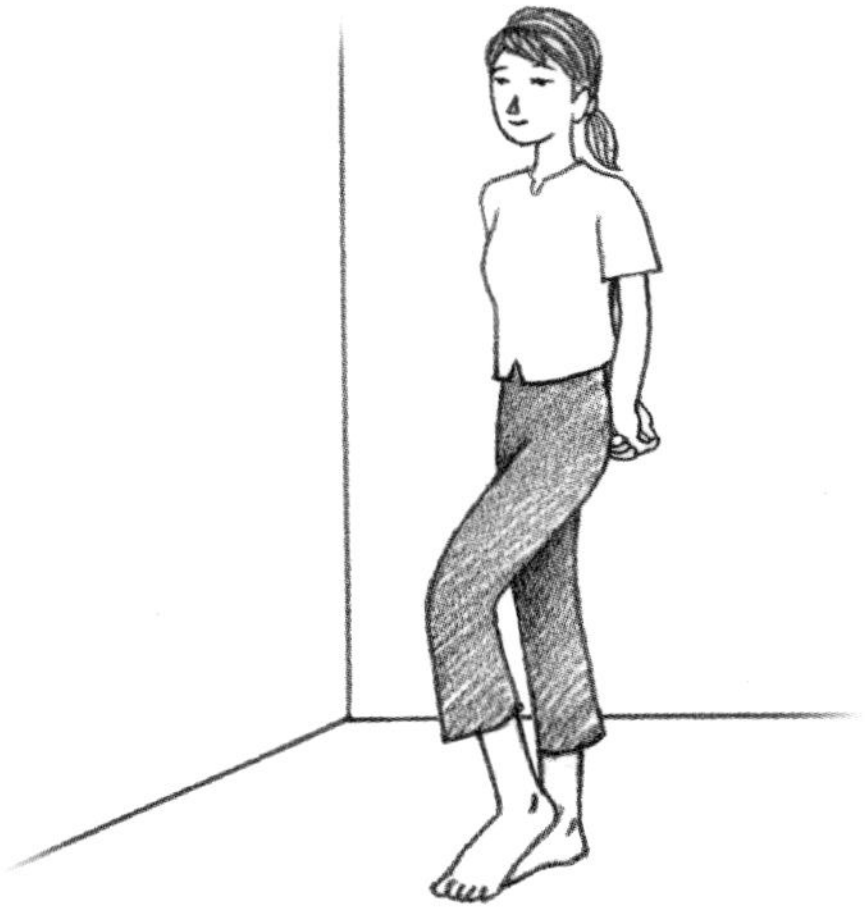

「止まります。
回ります。右足、回します。左足、回します。
右足、回します。左足、回します」
「右足、上げます、運びます、下ろします。
左足、上げます、運びます、下ろします。
右足上げます、運びます、下ろします。
左足上げます、運びます、下ろします」
「止まります。
回ります。左足回します。右足回します。左足
回します。右足回します」

実況しながら歩きます。足元は見ないで、目線は上げ、ちょっと先を見て歩きます。たとえば散歩がてらに歩く瞑想をする場合、信号待ちなどがあるかもしれません。そのように、歩こうと思っても止まっていなくてはいけない場面では、「立っています、立っています、立っています、立っています……」と、実況中継して待つようにします。ポイントは、とにかく絶えず実況中継することです。

そういうふうに、必ず1時間くらいは続けます。短時間では効果がないのです。空性の世界、ただ物体がリズミカルに動いているだけのこと。あらゆる因果法則によって成り立っていることをわかるまでやらなくてはいけません。「歩く瞑想」を1時間やると、最後の2～3分でちょこちょこっと心が成長するのです。けっこう失敗もしますがかまいません。何回も繰り返してやってみてください。

自分の好きな歩幅で、好きなスピードで歩いてください。やりやすいようにやっていただいてかまいません。歩く瞑想では速度は変えてもかまいません。はじめはとてもゆっくりで、どんどん速くしていってもいいですし、逆に速く歩きだして、だんだんと速度を落としていってもかまいません。

ポイントは、動きに対応した言葉（実況中継）であること、その実況中継が、すき間なく、1本の線のようにずっと続いていくことです。

なぜ、歩く瞑想は1時間以上必要なのか、しっかりと理解しておきましょう。歩く瞑想は瞑想の中で、とても簡単にできる実践です。身体にはまったく負担がありません。歩くこと自体は、無意識的にもできます。しかし、瞑想で歩く場合は、意図的に意志を入れて歩くのです。要するに、原始脳と小脳のメカニズムだけではなく、このリズミカルな動きに大脳も関わってもらうのです。瞑想で開発するのは大脳ですから、意志を入れるというのが大切なポイントです。足の感覚を意図的に感じながら、実況中継するのです。それによって歩くというシンプルな行為に、大脳も関わってきます。しかし、この作業は大脳にとってあまりにも簡単なことです。しっかり頑張った気分にならないのです。要するに、大脳開発に必要なデータが十分ではないということです。それで、1時間かそれ以上の時間が必要になってきます。歩く瞑想を1時間以上すると、脳がそのインパクトをしっかり受けるのです。

ですから、初心者はたとえやめたくなっても、頑張って1時間続けたほうがよいのです。瞑想に慣れている経験者なら、10分～15分程度の歩く瞑想でも心を落ち着かせることができます。経験者は、心の状態をチェックしながら各瞑想に使う時間を決めましょう。初心者は、まずここで提案する時間を守ってください。

〔レッスン8〕 座る瞑想

〔基本〕

最後のレッスンです。座る瞑想では、あえて、超スローモーションで実況中継しながら座ります。立つ瞑想の逆順でやります。組んでいる手を外すところから、すべての行動を1個ずつ丁寧に実況しながら、すごくゆっくり座ってみてください。

好きな座り方でかまいませんが、座布団を高くして骨盤を倒せるような状態で腰をかけてください。足は自分の好きな組み方でかまいません。

決して焦らず、座布団を高くするときも含め、すべてのプロセスをものすごく丹念に実況してください。

座り方のポイント

後ほどイラスト付きでまとめることにして、はじめに座る瞑想の全体の流れを解説します。132ページから解説した座り方をしてください。ポイントは座って足を組んだときに膝がしっかりと床に着いていることです。膝が上がっているとあまりよいとは言えません。

安定して座れているかどうかは、大切なポイントです。安定して座れないと、それ以降の瞑想に支障をきたします。ですから、すごく時間をかけて、細かく実況しながら、小さな動きもチェックしながら、立ち上がったときとは逆のプロセスで、超スローで座るようにしてみましょう。

超スローで座ると、脳が筋肉に命令するだけの十分な時間があります。ふだんのようにさっさと座ると、あまりにも速くて筋肉に命令する暇がないのです。しかし、超スローで動くと、脳にしっかり仕事ができて、筋肉を張っても大丈夫なように電気がいきます。すると、痛くなりません。

「痛い」というのは、もともと脳が感じるものであって、足に痛みはないのです。ですが、さっさと足を組んで、焦って座ろうとすると、脳が何が起きているのかを知る時間がないので、肉体を守るために「念のために痛みにしておこう」と考えるわけです。わからないことが起こったときに、すぐ警報が鳴るのですね。

ものすごくスローに実況して足を組むと、脳がもう、行動をはっきりと知っています。何をやっているかわかっているので、まったく心配はいりません。警報を鳴らしません。ですから、痛みが出てこないのです。

とにかく焦らないで座りましょう。焦るのは怠けです。134ページ〜135ページのイラストのように座って実況中継します。

背筋を伸ばして姿勢を正し、力を抜いたら、厚い板を背中から頭に貼り付けたイメージを作ります。それから「倒す」と実況して、胴体を前にパタンと倒します。頭でいえば30°程度、床面から見るならば60°程度の角度です。しかし、厳密に考えないでください。アバウトで結構です。

次に、「目を、閉じます、閉じます、閉じます……」と目を閉じて実況を続けます。腰のあたりで胴体の重さを感じるまで行ないます（1分程度でしょう）。それからスローモーションで、「上げる、上げる、上げる、上げる……」と実況中継しながら、身体を起こします。まっすぐちょうどいいところになったら「止まります」と実況します。

「止まります」と実況してから、3回、「固定します、固定します、固定します」と実況します。それでストップモーションモードに入ります。死体のように身体を止めることにします。もう動きません。

次は深呼吸です。深呼吸するときに胴体が動いてしまうことがありますが、それはよくありません。ここで行なうのはちょっと特別な深呼吸です。下腹部だけを無理矢理、動かすのです。身体は固定したまま、おなかだけ膨らませて深呼吸をします。胴体はまっすぐ固定し、厚い板を貼り付けたイメージを思い出してください。下腹部を膨らませて、膨らませて、膨らませて、「吸います、吸います、吸います、吸います……」といって、いっぱい吸います。それから下腹部を縮ませて、縮ませて、「吐きます、吐きます、吐きます、吐きます……」と吐き出します。そのとき真面目に吐き出そうとするあまり、胴体が前に曲がってしまう恐れがありますので気をつけてください。下腹部だけ意図的に縮ませるのです。

身体を動かさず、下腹部だけを動かすのは苦しいかもしれませんが、頑張ってやってみてください。「まずは1分～2分程度の深呼吸」だと覚えてください。1～2分というのは厳密な時計の時間でなく、感覚的で結構です。意図的に今、説明した通りの深呼吸をすると、その動きを明確に身体で感じるのです。わかりやすく言えば、疲れを感じるのです。しかし、疲れるまでやりなさいという意味ではありません。1～2分程度の深呼吸です。「吸います、吸います。吐きます、吐きます」という実況中継を決して忘れないようにしましょう。

次に、深呼吸をやめます。やめて何もしないでそのまま待ってください。その間、「待ちます、待ちます……」と実況するのです。この実況をしながら、全体的に身体の感覚を感じます。深呼吸という激しい運動をした身体が、徐々に落ち着いてきます。さらに「待ちます、待ちます……」と実況しながら、下腹部に集中してみます。

そこで下腹部の感覚を感じます。下腹部が動いているという感覚を感じます。要するに、身体が自分勝手に呼吸することを始めているのです。身体が勝手に呼吸することを、修行者が下腹部で感じることができます。人によって胸に感じる場合も、鼻のあたりに感じる場合もありますが、下腹部で呼吸の感覚をとったほうが瞑想実践はしやすいです。

それから下腹部に集中し続けます。「膨らみ、膨らみ。縮み、縮み」と実況を続けます。おなかの膨らみ・縮みに言葉のタイミングを合わせます。「膨らみ、縮み」という実況中継に入ったら、呼吸のことを身体に任せておいてください。呼吸を管理することはしないのです。ただ「膨らみ、縮み」に合わせて実況中継するだけです。

これが座る瞑想の基本的なやり方です。順番をしっかり身体で覚えてください。それで終了ではなく、さらに勉強して理解するべきことがいくつかあります。

待ちます、待ちます　というポイント

ここで「待ちます」という言葉を実況中継に使いますが、この「待ちます」は、とても大事な言葉です。

ここまでの瞑想での動きは、すべてかなり強引なものでした。歩くこと、立つこと、座ること、そして深呼吸にいたるまで、ひとつも自然で普通のことはありませんでした。ものすごく自分の意志を使って、意欲で、やる気で、やってきました。意欲で行なうことというのは、人がふだん「やりたくないこと」なのです。それをあえてやるということは、ふだんは使わないエネルギーを使って、やる気を出す、意欲を出すことです。つまり、隠れていた能力を使ってきたということになります。

ふだん私たちは、歩くときに反射的な機能を使っています。しかし、瞑想では、たとえば歩くときでも「右足、上げます！」「左足、上げます！」というふうに、ちゃんと意志を働かせて歩きます。

ふだんの反射的な動き方は、間違った脳の使い方、回路です。獣の脳の支配下で大脳を育てる過程でできあがるこの回路は、いつもたくさんの誤解をしてしまい、何かと問題や悩みを作ったりして、我々をくたくたに疲れさせます。

瞑想で丁寧に実況中継しながら意欲で歩くというのは、新しい神経回路をつなげることです。誤解のない、正しい回路です。しかし、それは「やりたくないこと」なのです。瞑想は、いつでも思考・妄想して人間を不幸のどん底に陥れる脳の回路をストップさせるのです。脳に今までやらなかった仕事をさせているのです。この作業によって、脳の中で悩み苦しみを作らない正常な神経回路が、新たにじわじわと現れます。

座る瞑想をする場合は、深呼吸の次に、「待ちます、待ちます……」と実況中継しながら何もしないで待つのです。意図的な作業のすべてをやめて、ただ待ってみるのです。そのとき、身体に何が起きているのかというと、「生きる」という基本的な行為だけが起きているのです。人は生きるために考えたり、話したり、仕事をしたり、料理を作ったり、食べたり、遊んだり、などなど、いろいろなことをやっています。それらすべては意図的な行為です。生きるとは何かと研究する暇はありません。しかしここでは、意図的な行為を一切やめる。それが「待ちます、待ちます……」という実況の言葉の意味です。すると、身体は「生きる」というさまざまな行為の中で、基本的な行為だけするようになるのです。それを実況中継で観察すると、真理を発見することができるようになります。

真理を発見するとは、智慧が現れることなのです。それには脳の開発が完了しなくてはいけません。ですから、焦る必要はないのです。落ち着いて「膨らみ、縮み」と実況すれば十分です。人の意志が割り込んでくると、真理の発見が遅くなります。瞑想が進まないことにもなります。ですから、「何かしよう」という意志が入らないように気をつけなくてはいけません。これはいたって簡単な方法でできます。「待ちます、待ちます……」と実況中継してから、「自分さえもいない」という想定を作ってください。「ここに膨らみがある。私がいるのではない。ここに縮みがある。私がいるのではない。私がいてもいなくても、膨らみが起こる。私がいてもいなくても、縮みが起こる」というようなスタンスで「膨らみ、縮み」という実況中継をすればよいです。「私がいない」という想定で瞑想するならば、脳の開発も真理の発見も早くなります。

このようなわけで、「待ちます、待ちます……」という実況中継はとても大事です。

言葉に気をつける

自分がいないという想定で実況中継する場合は、言葉に気をつけなくてはいけません。人間の言語とは「私」という主語のもとで展開するものです。動詞には必ず主語が必要です。人間にははじめから自我という錯覚があるので、最初の主語は「私」です。「私」を対象にして、次に「あなた」という主語が現れます。私とあなた以外のものを示す主語を三人称というのです。

座る瞑想をする人は、「私がいない」という想定になります。しかし、実況中継に動詞を使っています。動詞には主語が必要です。動詞から主語を外さなければいけません。ですから、「膨らみます」は間違っている言葉です。正しい言葉は「膨らみ」です。「膨らみます」という動詞を意味するためには、主語が必要です。たとえその言葉を使わなくても、脳が勝手に主語を入れるのです。「膨らみ」と実況すれば、そういう勝手なことはできなくなります。ですから、

「膨らみます」は禁句だと理解してください。

座る瞑想を続ける場合は、「膨らみ、縮み」だけではなく、たくさんの出来事を実況することになります。そのときも主語が入らない動詞を選んで実況しなくてはいけません。実況中継を三人称で行なうという方法もあります。この場合は主語が入りますが、問題は起きません。たとえば、「膨らみ」ではなく「膨らみがある」「膨らんでいる」などです。その場合の主語は三人称である「おなか」です。

瞑想の敵、雑念・妄想

ヴィパッサナー瞑想で行なう実況中継の狙いは、思考・妄想をストップさせることです。かなり難しい作業です。智慧が現れない限り、思考・妄想はストップしません。思考・妄想は大脳がやっているものです。獣の脳という原始脳が存在欲・恐怖感・不安感・欲・怒り、またその他の感情を作ります。その感情が大脳に直ちに伝わります。そして、大脳が思考・妄想してしまいます。思考・妄想したということは、つまり大脳が獣の脳の指令にしたがって動いたことになります。獣の脳が命の主導権をとっている間は、人間は成長しません。人格向上はありません。

座って「膨らみ、縮み」と真面目に実況しようとしても、雑念が割り込んできます。瞑想を始めたからといって、脳の開発が起きたわけではないのです。原始脳が命の権利を奪っているのです。当然、雑念が割り込むことは避けられませんが、それに負けたら修行は進みません。ですから、思考・妄想が割り込んだら、直ちに3回「妄想、妄想、妄想」と実況して雑念を叩きつぶすのです。これが、原始脳の主導権に対する反撃行動であると覚えておいてください。座る瞑想でとても大事なポイントです。妄想を叩きつぶすことが最優先の義務であると覚えておいてください。

お釈迦さまの瞑想は、究極の幸せにいたる道ですから、そうやすやすと、なんのトラブルもなく進むわけではありません。原始脳に支配された脳の回路を組み替えようとしている瞑想中に雑念思考が働いてしまうことは、たとえれば手術中の人の意識が戻ったようなものです。手術中に患者の麻酔が切れて意識が戻ったら、ショックで死んでしまいますね。雑念が割り込んでくることは、せっかく手術中で治るところだった脳が、勝手に動き出したということです。危険きわまりないことなのです。

とくに座る瞑想は、雑念思考が問題になります。「膨らんでいる、縮んでいる。膨らんでいる、縮んでいる……」と中継していると、すぐに雑念が割り込んできます。即、気づいて、即、つぶしてください。手術中、つきっきりで状態を見はる麻酔医のように、自分の状態をチェックしていってください。手術のとき、執刀医は自ら処置もしますが、弟子に任せたり休んだりする場面もあるでしょう。しかし、じーっとバイタルデータをチェックする麻酔医は違います。血圧や心拍数など、ちょっとでも変化があったら逐一、執刀医に報告しなくてはなりません。血圧でも下がろうものなら、執刀医の手を速めてもらって適切な処置をしないと大変なことになります。瞑想もこれと同じです。

瞑想とは、いわば脳の手術です。思考回路は、頭の中にものすごくたくさん張りめぐらされています。その回路を変えるときに、もともとの回路である思考が割り込んだら、うまく切り替わりません。

妄想をつぶすことで、まず一切の精神的な病がなくなります。脳が安らぎを感じ始めるのです。そうなってきたら、「瞑想実践はやりたくない」という状況から、「なんとしてでもやり続けたい」という気持ちに変わります。それには具体的に至福感を感じなくてはいけません。そうなるまで、瞑想がきつく感じられるでしょう。

Column 15

妄想をつぶして脳を使う

座る瞑想の目的は、妄想をつぶす能力を養うことにあります。これはけっこう大変な宿題です。そう簡単ではありません。しかし、上手にできるようになると、自分の思考が自由自在になります。たとえば、ためになることだけを考えて、ためにならないものは考えなくなる、そういうふうに思考が管理できます。

瞑想で妄想をつぶす能力ができていないと、そういうことはできません。何か困ったことや悩んでしまうことが頭に入ると、脳がそのことに占領されてしまいます。占領されて、仕事ができなくなります。

困ったこと、悩むことができたときでも、思考を自由にしなくてはいけないのです。もちろん、考えるべきことは考えます。しかし、他のことに影響はしない。「この考えはここまでにしてストップします。はい、今は次の別のことに移りますよ」というような柔軟性。それはすごい能力です。才能のひとつなのです。考えるべきときにはきゅっと考え、考えるべきでないときには何も考えない、という才能です。

皆さんがくたくたに疲れているのは、仕事のことを1日中考えてしまって、その考えが離れないからです。もう、そのことががん細胞みたいに入りこんでしまっているのです。そうではなくて、その都度その都度、考えるか止めるか、自在に管理できれば疲れません。

何かものすごくショックなことがあっても、「あ、もうこれについては今は考えません。別のことがありますから」とできる能力があったらすごいでしょう？　ぜひ、この能力を身につけてください。身につけるための方法はすごく簡単です。「膨らみ、縮み。膨らみ、縮み」と実況中継するだけです。途中で雑念が割り込んだら、「妄想、妄想、妄想」と3回。それからまた、「膨らみ、膨らみ、縮み、縮み、膨らみ、膨らみ、縮み、縮み……」、たったそれだけですごい能力が獲得できるのです。

妄想・思考は、とにかくダメです。手術中

に患者の意識が戻るようなもの、もう死んでしまうようなもの、それぐらいの危険性を感じてやってみてください。そういう意識が瞑想を成功させる秘訣となります。

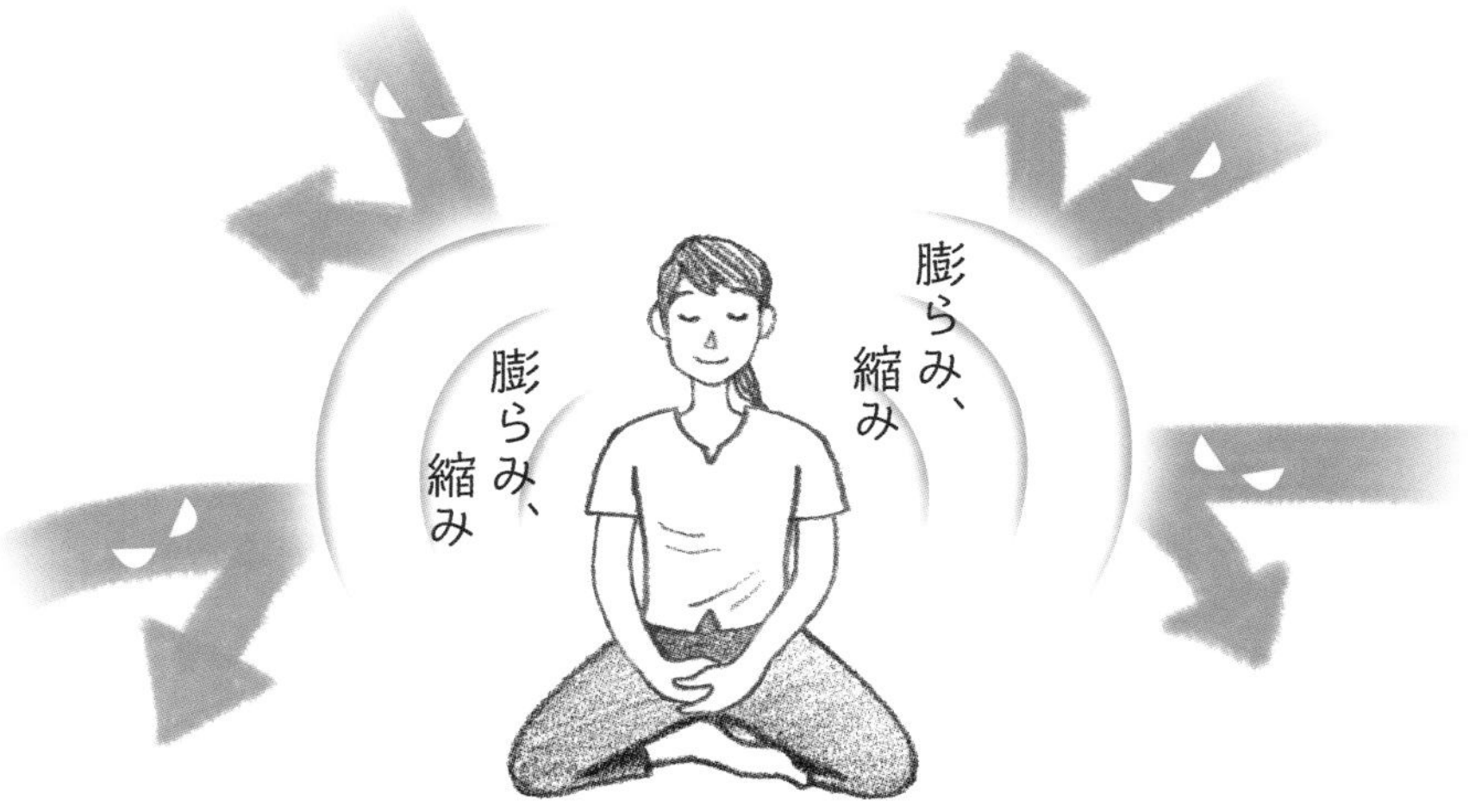

感覚の変化を観る

座って身体を固定して、「膨らみ、縮み」と実況します。「膨らみ、縮み」とは感覚です。しかし、身体の感覚はそれだけに限ったものではありません。感覚はさまざまに変化する。それが自然法則です。感覚が活動すること自体が生きることなのです。

身体を固定しているので、修行者が最初に感じる感覚は「痛み」です。身体のいろいろなところが痛くなってくるのです。これは決して問題ではありません。ただ人間は痛みが嫌なので、落ち着きがなくなる可能性はあります。肉体には痛みがありません。痛みは脳が起こす警報信号なのです。ケガをしたときに痛さを感じることは必要です。病気になったら調子が悪くなることも必要です。しかし、座る瞑想を行なうときに感じる痛みは、警報ではなく誤報です。とはいっても、修行者にとっては身体が痛いのです。そのとき、まず、「身体は動かしません」というストップモーションの決まりを守ります。「膨らみ、縮み」の感覚より、痛みの感覚は派手です。痛みを感じる箇所に集中して、「痛み、痛み」と実況するのです。瞑想は壊れたわけでも弱くなったわけでもありません。感覚を実況する作業を真面目に続けています。「痛み、痛み」が正しい言葉です。「痛い、痛い」は禁句です。「私」という主語が入っています。

痛みは消えたら消えたで、変わったら変わったで、他の場所に動いたらそれはそのままで放っておいて「痛み、痛み」と実況中継してください。痛みの感覚がそれほど気にならなくなったら、「膨らみ、縮み」に戻ってください。しかし、「痛み、痛み」と実況中継している真っ最中に雑念が割り込んだら、それは敵の攻撃です。直ちに3回「妄想、妄想、妄想」と実況中継して退治します。それから「痛み、痛み」と実況します。

他の感覚変化もあります。しびれたり、かゆくなったり、身体が硬くなったり、暑く感じたり、寒く感じたりします。身体を軽く感じたり、身体中、エネルギーが波を打っているような感じが起きたりもします。人によって感覚変化が変わってくるのです。自分の身体にしびれ、かゆみなどの感覚が起きたら、「しびれ、しびれ」「かゆみ、かゆみ」と実況してください。暑くなったとき、「暑い」という言葉は避けましょう。禁句です。「寒い」「かゆい」も禁句です。主語が入っています。別な言葉にしてください。三人称がやりやすいかもしれません。たとえば「暑くなっている」「寒気」などです。

外の音が耳に入って、集中力が切れそうになるなら、「音、音……」と実況中継してください。どんな感覚変化が起きても、気にしないで正しい言葉で実況して確認するのです。雑念が割り込んだら、先にそれを退治する。気になる感覚変化がない場合は、「膨らみ、縮み」の実況中継を続けます。

座る瞑想の時間

初心者は30分程度にしてください。それも無理だと思うならば、20分ぐらいでも結構です。

しかし、これぐらいの時間では足りません。歩く、立つなどの瞑想もともに続けていくと、瞑想できる能力が上がってきます。集中力も高くなります。長い時間、座れるようになります。「やります」という意欲があれば、少々長い時間、努力することができます。このようなやり方で、座る時間を徐々に延ばしていきます。

一回につき45分～1時間、座れるならば、座る瞑想として十分な時間です。それ以上が悪いというわけではありません。ただ、見栄をはって頑張るのも、やみくもに無理をするのも、やめるということです。立つ、歩く、座るなどの形はどうであっても、実況中継中であるならば、修行中なのです。

終了の仕方

座る瞑想を終えるときには、丁寧に落ち着いて終了しなくてはいけません。修行者は感じないかもしれませんが、脳はいまだかつてない勢いで働いているのです。クールダウンさせる必要があります。

深呼吸で終了します。「吸います、吸います……」と吸うのです。そのときは意図的な作業なので動詞に主語が入ってもかまいません。次に「吐きます、吐きます……」と吐きます。「終わります」と実況します。そのセットを3回繰り返します。それから「目を開けます。足を崩します。身体を動かします。立ちます」などの実況を適宜に行なってください。

座る瞑想のやり方・まとめ

初心者は30分、慣れてきたら45分〜1時間を目指します。

❶お尻に力を入れる

お尻をちょっと後ろに突き出して、骨盤をしっかり定めてください。

❷姿勢を正す

骨盤から頭のてっぺんまで「伸ばす、伸ばす、伸ばす」と実況中継しながら背筋を伸ばします。背骨を1個1個重ねていく意識です。

❸力を抜く

頭のてっぺんからゆっくりと意識を下げていきます。「力、抜けます、抜けます、抜けます、抜けます……」と実況中継します。力が勝手に抜けていきます。腰、骨盤はしっか

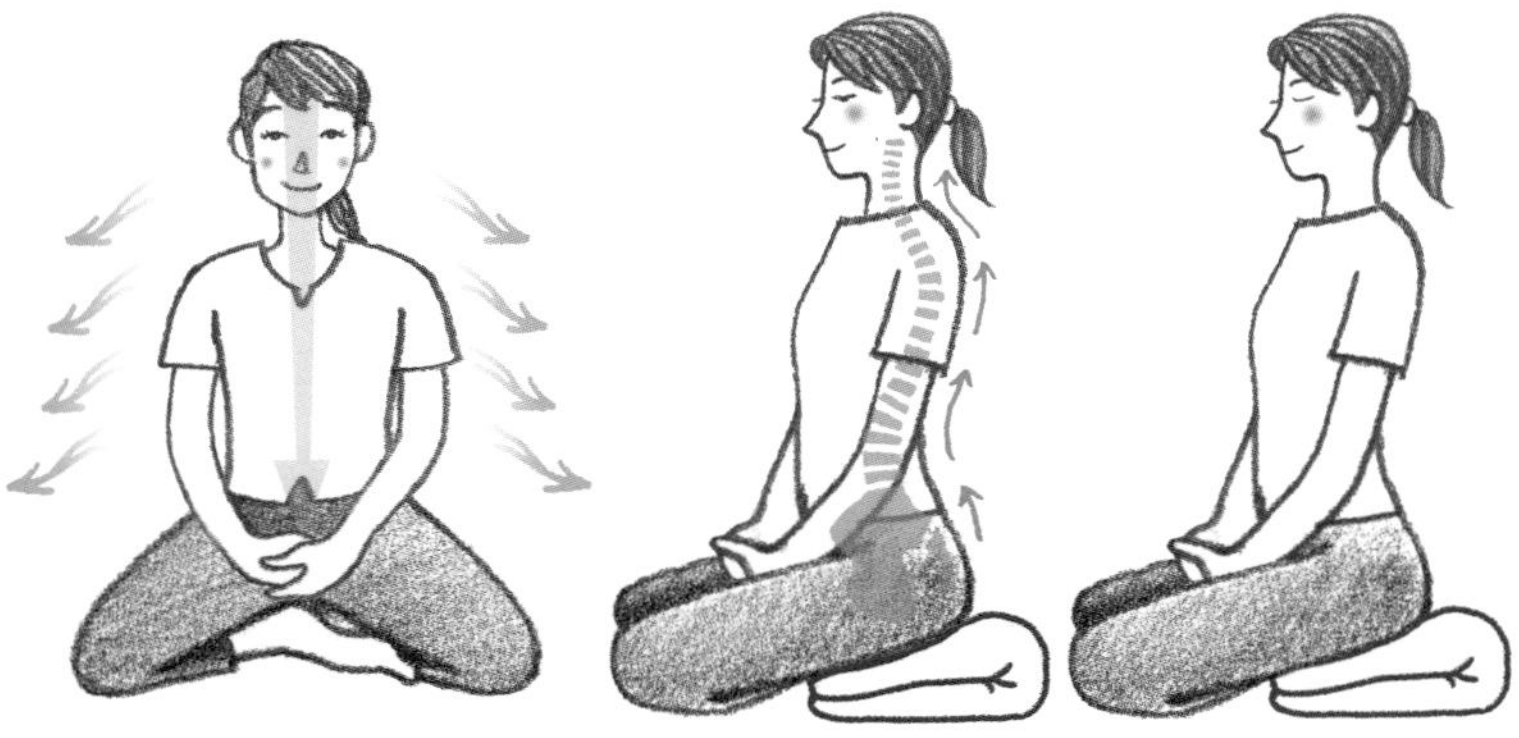

り支えています。

❹胴体を前に倒す

頭から背中に厚い板を接着剤で貼り付けたイメージで、胴体を固定します。それからパタンと「倒す」と、前に30°程度、ひと息に倒します。

❺目を閉じる

まぶたは瞬時に閉じますが、言葉のほうは「目を閉じます、閉じます、閉じます、閉じます……」と、だいたい20回くらい繰り返してください。

❻上半身を上げる

骨盤で身体の重さを感じながら、背筋と頭をまっすぐにしたまま、胴体を超スローモーションで起こします。実況中継は「上げる、上げる、上げる、上げる……」です。ちょうどいいところになったら止まります。

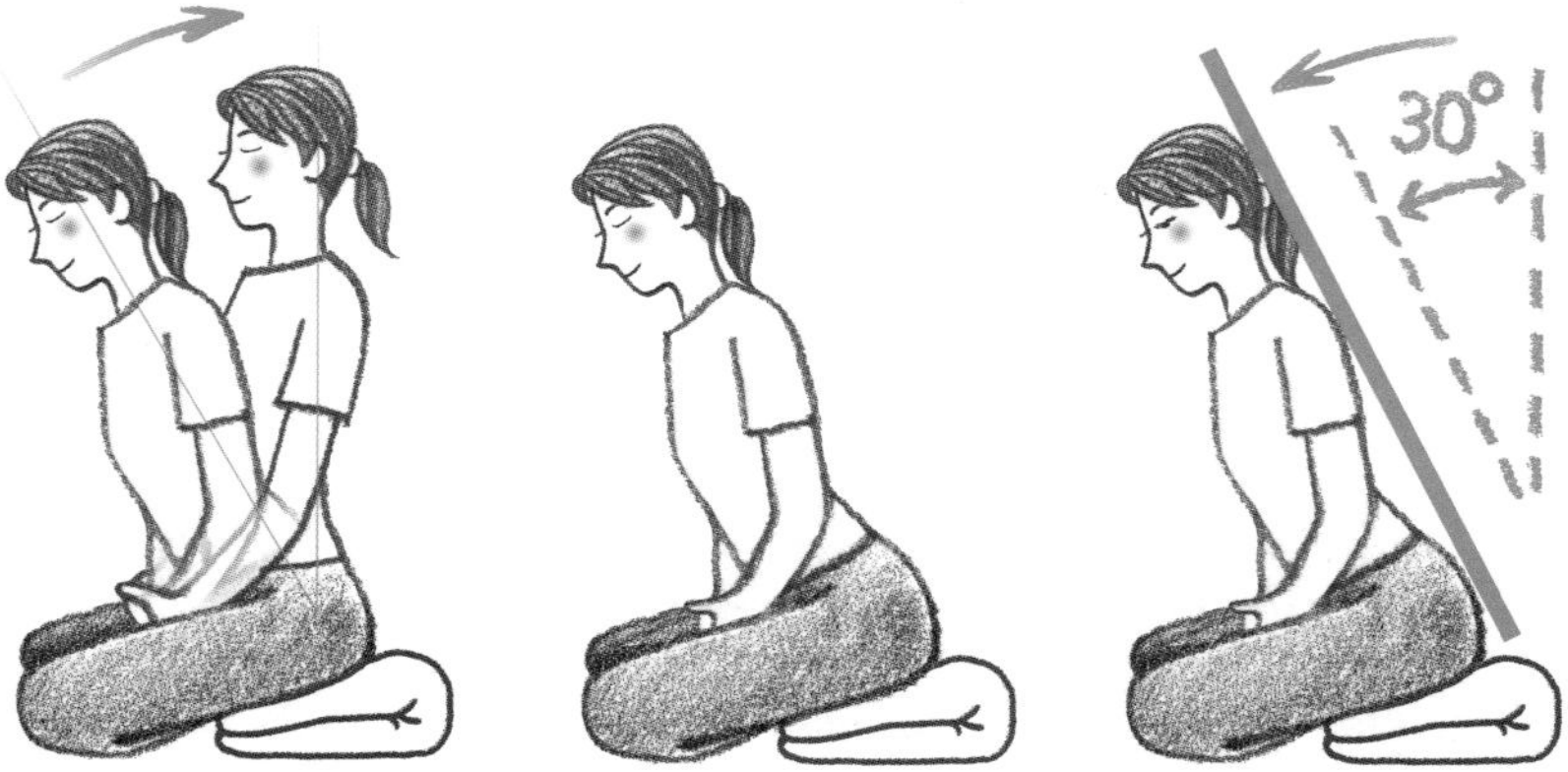

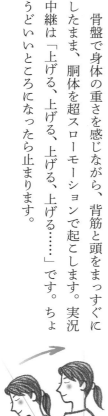

⑦ストップモーション

上半身がまっすぐになったら「身体を固定します、固定します、固定します」と3回唱えて、死体を演じます。

⑧深呼吸

この深呼吸は、胸は動かないようにして、下腹部だけでする、無理やりな深呼吸です。おなかを膨らませて、縮ませます。「吸います、吸います、吸います、吸います……」と実況中継して下腹部いっぱい吸います。次に、「吐きます、吐きます、吐きます、吐きます……」と実況中継して、ぜんぶ吐きだします。下腹部以外の部分が動いたり、背骨が曲がらないように気をつけてください。

⑨何もしないで待つ

だいたい20回くらい「待ちます、待ちます、待ちます、待ちます……」と実況中継してください。身体がリラックス状態になって、自然に呼吸できるようになると思います。

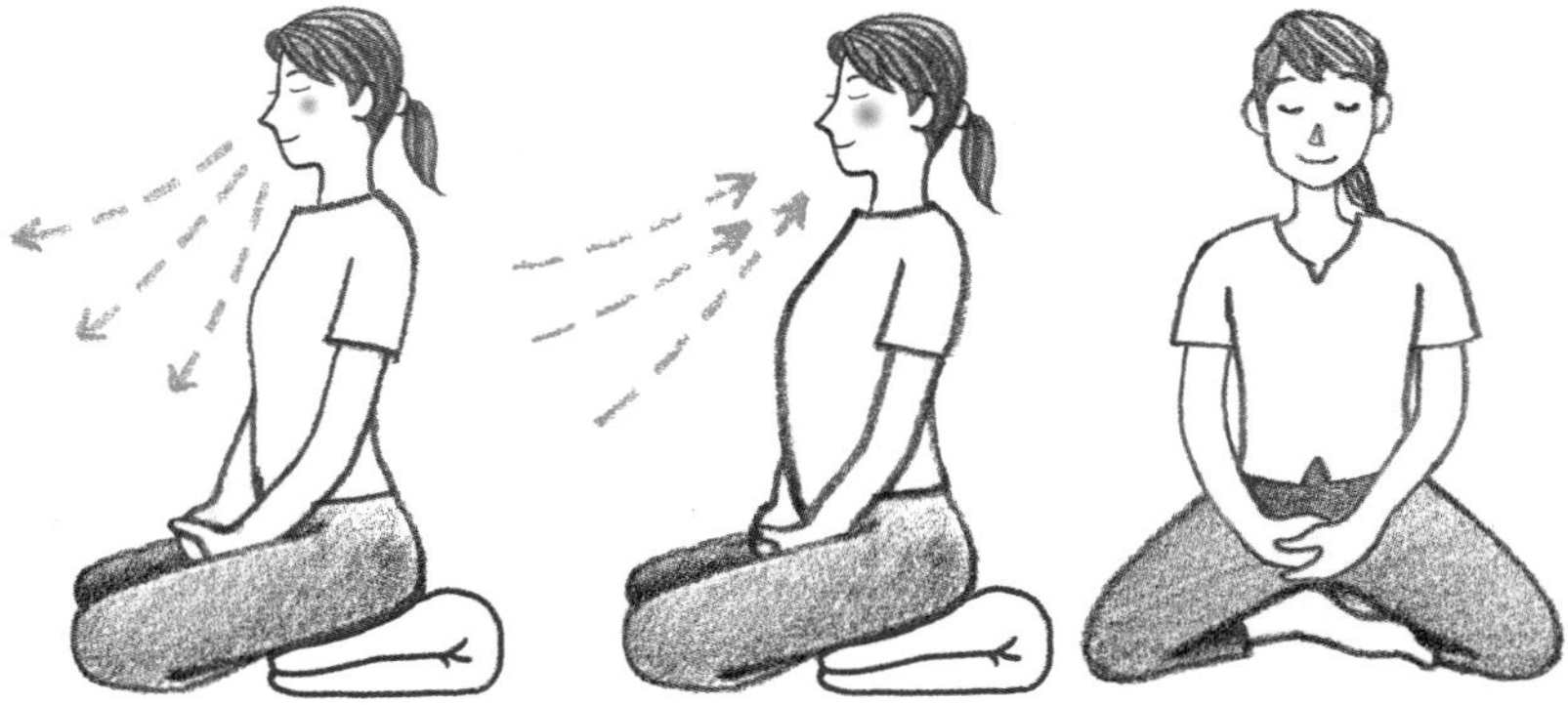

⑩下腹部の膨らみ、縮みを実況中継

下腹部に意識を集中して、下腹部の感覚を感じてみます。おなかが膨らむ、縮む、という感覚が、だんだん鮮明に感じられるようになってきます。そうしたら、実況中継を始めます。そのとき「自分がいない」という想定になります。「膨らみ、膨らみ。縮み、縮み（あるいは膨らんでいます、縮んでいます）」と実況中継します。

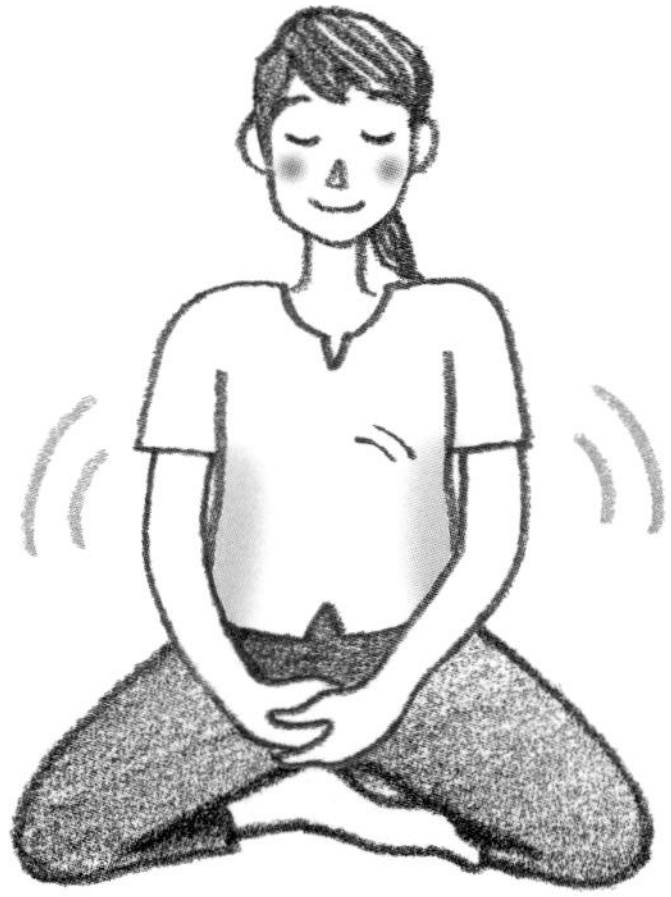

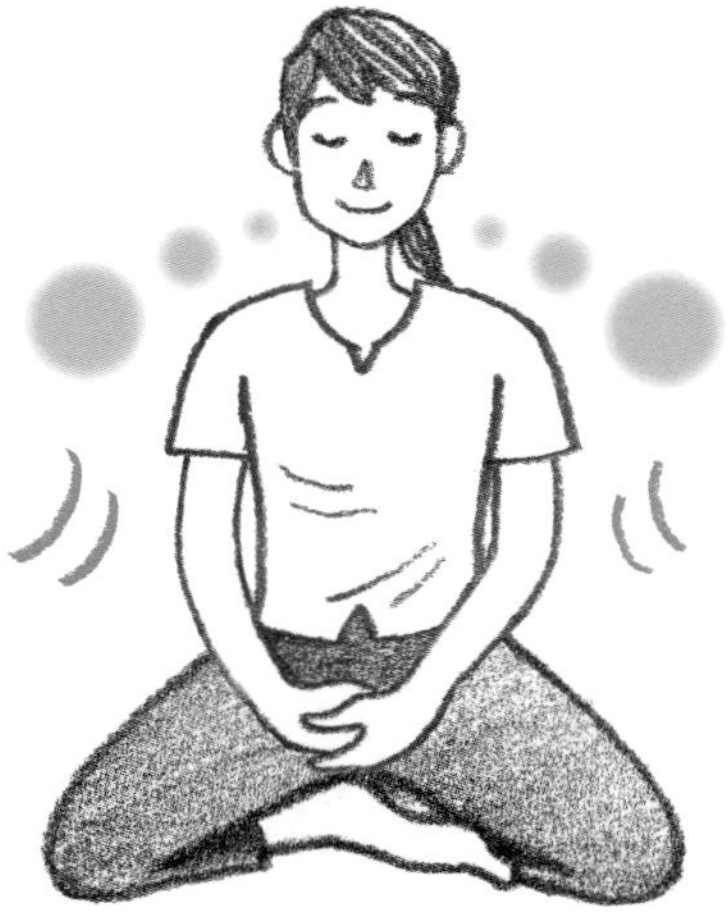

⑪雑念を退治する

途中で雑念が入ったら、「妄想、妄想、妄想」と実況して、たちまちつぶします。真剣に実況すると、雑念はそれほど強く割り込まないものです。

⑫身体の感覚を中継する

どこかがしびれてくることもあります。どこかしびれてきたら、その部分に意識を集中させて、実況中継します。

そのうち、いろいろなことが出てきます。

たとえば音が、耳に聞こえます。そのときは「音、音、音、音……」と実況中継します。

「車の音」「鳥の声」などと実況中継すると妄想になるので、単純に「音、音……」と実況中継してください。

どこかが痛くなってくることもあります。どこか痛くなってきたら、その痛む部分、局部に意識を集中させて、実況中継します。

音、痛み、しびれなどは、敵でも邪魔でもありません。現実です。ですから、嫌な気持ちにならないで、ただ淡々と実

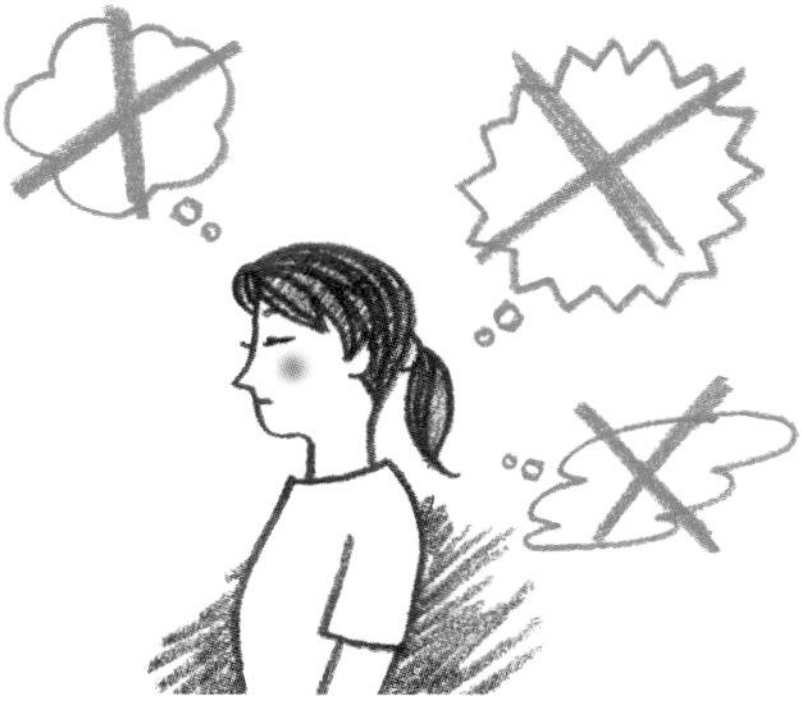

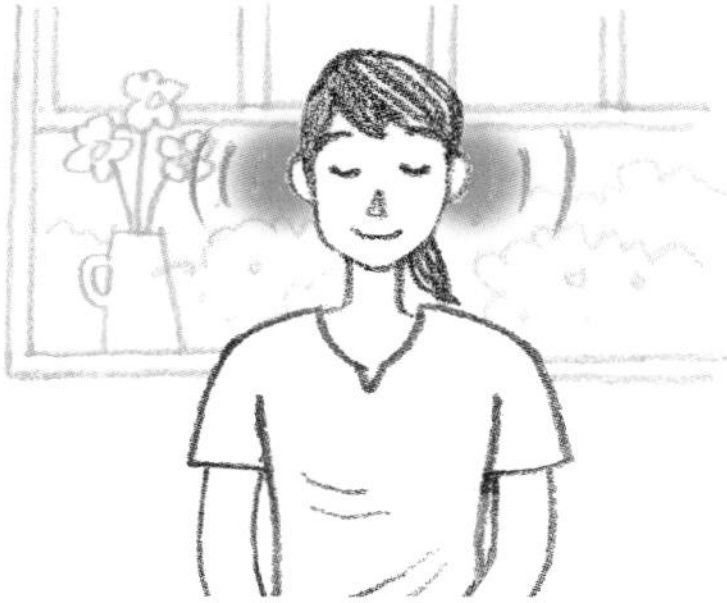

況中継するのです。

敵は、雑念、思考、妄想だけです。

このように実況中継をずっと続けます。身体に起こることを、ずーっと絶え間なく実況中継します。

いつでも「膨らみ、縮み」がありますから、実況中継が止まることはないはずです。

⑬終わり方

終わるときには、もう一度、深呼吸します。そして実況中継します。

これを3回繰り返してください。次のように実況中継します。

「吸います、吸います、吸います、吸います。吐きます、吐きます、吐きます、吐きます。終わります」

「吸います、吸います、吸います、吸います。吐きます、吐きます、吐きます、吐きます。終わります」

「吸います、吸います、吸います、吸います。吐きます、吐きます、吐きます、吐きます。終わります」

実際の呼吸に合わせたタイミングで実況中継していきま

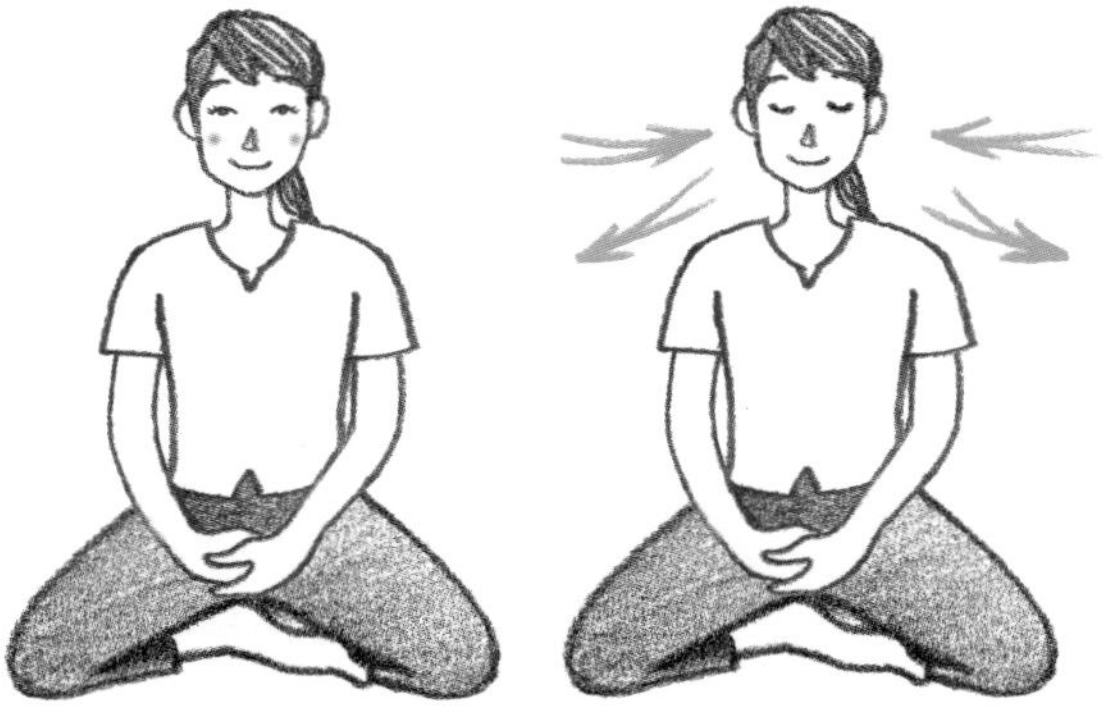

す。3回、終わったら、次は目を開けます。

「目を開けます、目を開けます、目を開けます」と3回実況中継して目を開けます。

ゆっくりと目を開けて終わります。

実践のポイント・まとめ

座る瞑想のときに死体を演じるのですが、死体になるのは重労働です。動くのは簡単なのです。脳のレベルによって動きは変わるものです。いつでも身体がゆらゆらしているのは能力がない、脳がそれほど進んでいない、ということになります。身体の動きで脳の構成がチェックできます。精神的な問題を持っている人々や、自閉症の子などは、いつも何かを動かしています。脳に問題があるのです。動物も同様です。落ち着いてくればくるほど、身体の動きが少なくなります。

動きと脳は、すごく関係があります。そして、「完全に動きを止めなさい」と言われても、人にそこまでの能力はないのです。動きを少なくすることはできます。足を振ったり貧乏揺りをやめるぐらいのことは、ちょっと気をつければできます。しかし完全なストップというまでの能力はありません。ここでは、完全なストップに挑戦してみてください、と言います。そこまでの能力がないのはわかっています。でも、やってみてください。やれば能力は上がります。

問題は、身体を完全にストップすると、けっこう痛くなってくることです。ですから最初に安定して座ることが大事です。「あ、心配ない。これなら座っていられる」と思える座り方ではじめましょう。それでも、ストップモーションに入ってみるとやっぱり痛みが出てきます。そのとき、有効なパスワードの出番です。「放っておく」というパスワードです。

「膨らみ、縮み」よりわかりやすい「痛み」が生まれてきたら、まず「放っておく」というパスワードを入れて、「痛み、痛み、痛み、痛み……」と実況中継します。しびれてきたら、まず「放っておく」というパスワードを入れ、それから「しびれ、しびれ、しびれ、しびれ……」と実況中継します。身体のどこかにかゆみを感じた場合も同様です。痛み、しびれ、かゆみなどを実況中継している最中に雑念が割り込んだ場合は、まず「妄想、妄想、妄想」と実況してつぶしてから「痛み、痛み、痛み」などと実況中継します。

放っておくときの感覚の実況中継は、名詞です。「痛い」「かゆい」「寒い」「暑い」などの形容詞は使わず、必ず「痛み」「かゆみ」「寒気」「暑さ」「暑くなっている」「熱」「温度」などと実況中継しましょう。

Column 16

瞑想で起こる、身体の変化

「座る瞑想」でじっと身体の観察をしていると、いろいろな変化に気づきます。2～3回繰り返して瞑想すると温かくなったりもします。仏教用語では物質的なエネルギーの働きを地水火風という4つに分けています。私たちが熱を感じる時は、「火」のエネルギーを認識しているのです。その場合は、「熱を感じている、熱を感じている……」と実況中継しましょう。もし、身体が冷えたらそれも熱です。熱が内向きだと「温かい」といい、熱が外向きだったら「冷え」というのです。冷えを感じたら「寒い」とは言わずに「冷えを感じている」「冷気を感じている」などと実況中継しましょう。

また、瞑想していると、ときどき身体が軽くなったと感じます。そのときは「軽くなっている」「軽く感じている」などと実況中継しましょう。軽く感じるときは、「風」のエネルギーを認識しているのです。心がどのエネルギーを認識するのかは、自分でコントロールできません。心が勝手に風のエネルギーをチェックすることで、心が軽さを感じてしまうのです。

反対に、体重の2～3倍ぐらい身体が重く感じることもあります。それは、心が「地」のエネルギーを認識しているのです。「重く感じている」「硬く感じている」などと実況中継してください。

ときどき、なんだか身体がグニャグニャ、グニャグニャするように感じる場合もあります。もちろんストップモーションですから、じーっと止まっています。しかし、なにか動くように感じる、それは「風」のエネルギーです。心は我がままで、風を認識すると修行者が「なんだか身体が波打っている」と感じるのです。その場合は、そのときの適切な言葉で「ゆらゆらしている」「揺らぎを感じている」などと実況中継しましょう。

Column 17

痛み

瞑想中、いろいろな感覚を「放っておく」というパスワードのもとで実況中継していくと、そのうち、しびれやかゆみなどが気にならなくなります。ただただ、「膨らみ、縮み」がはっきりと見えてくるようになるのです。さらにずーっと続けていくと、膨らみ縮みさえも「痛み」だとわかります。そこまでくると、執着がなくなっています。無執着の心は解脱です。悟りの境地です。

この説明を読んで「なるほど」と思っても、悟ることはできません。皆さんが修行して、身体で経験して納得しなければ悟りは得られません。

「膨らみ、縮み」も、結局は「痛み」だとわかると、「では、この痛みはなぜ生まれるのか、この痛みとはなんだろう？」という次の段階に自動的に進みます。次の段階でも、やることは「膨らみ、縮み」という実況中継です。観ていくと、瞬間瞬間で、「膨らみ、縮み」という痛みが生まれては消え、生まれては消え、すごく速く変化するプロセスであるとわかるようになります。ここまでくると、「なるほど、自分というものは、はじめから存在しなかった」「ただのいくつかのシステムが勢いで変化していただけだ」と気づくのです。これが第一の悟りです。

Column 18

なぜ「放っておく」なのか？

なぜ、ストップモーションをするのかというと、「動いたほうが楽で、動かないと苦しい」ということを納得するためです。ですからストップして、「いかに難しいのか」と理解してください。とても難しいけれど、やらなければいけないことです。そこで足の裏から頭のてっぺんまで感覚を感じて放っておくのです。

誰もが脳の中にボディマップがあります。感覚を感じると、脳の中に座っているボディマップが現れます。そのボディマップに現れる感覚を感じて、気にしない、反応しないことにするのです。

ふだんは、生きることとは感覚に反応することです。痛くなったら姿勢を崩す。かゆくなったらかく。おなかがすいたら食べる。感覚に反応することは犬や猫やどんな生命にも共通した生き方です。なぜ、感覚に反応するかといったら、感覚がおもしろくないからです。痛みもかゆみも、空腹も、どんな感覚も気持ちが悪いのです。だから「この感覚、早く終わってほしい」と思っています。人間というのは、そういうふうに感覚を変えて、変えて、変えていく、それが生きることなのです。

感覚は３つだけ。パーリ語でsukha・dukkha・upekkhā（苦・楽・不苦不楽）です。それをずーっと回転させて、輪廻転生が無限に起こるのです。ですから「放っておく」というパスワードは、宇宙全体の生命法則を破ることなのです。すべての生命、神々であろうが地獄の生命であろうが、誰だって感覚に反応して輪廻転生しているのに、「感覚に反応しません」という生き方をするわけですから。

痛くてもかゆくても、放っておきます。これは芯が強くないとできないことです。ですから、精進が不可欠です。どんどん放っておくことができるようになってくれば、心は無執着のレベルまで成長します。無執着とは悟りのことです。つまり、「放っておく」は悟りのパスワードなのです。

日常生活の瞑想実践プログラム

1日の瞑想プログラム

瞑想を1日のプログラムにするならば、次のようなメニューになります。

- 10分間、立つ瞑想
- 1時間、歩く瞑想
- 10分間、立つ瞑想
- 30分間、座る瞑想
- 10分間、立つ瞑想
- 1時間、歩く瞑想

これに、食べる瞑想を時間帯等によって組み込んでいきます。

プログラムの組み方のポイント

●初心者の場合、まず歩く瞑想で能力を上げてから、座る瞑想を組み込んでください。

●歩く瞑想は必ず1時間以上やりましょう。1時間以下では脳の変化を引き起こすには足りません。修行だと意識したうえで、自分の気持ちのいい速さとよい歩幅で、場所はどこでもいいですから、1時間ぐらいは実況中継を続けましょう。

●立つ瞑想は10分～15分程度です。しかし、それだけでは脳は変化しませんから、歩く瞑想を1時間ぐらいやって、それから10分ぐらい立つ瞑想をして、また歩く瞑想をやってみる、というふうに組み合わせます。

●歩く瞑想、あるいは歩く瞑想と立つ瞑想の組み合わせを1週間ぐらい続けると、身体が柔軟になって体調がよくなり、性格もしっかりするはずです。そのような状態になれば、座る瞑想ができます。

●座る瞑想は、まず30分から始めます。身体を動かさず、ものすごく真面目にやらなくてはできません。はじめは「30分だけ」と割りきって、いくら苦しくてもやってください。やっていくうちにできるようになります。

●座る瞑想ができるようになったら、30分座る瞑想、10分立つ瞑想、1時間歩く瞑想、それからまた10分立つ瞑想、30分座る瞑想、それからまた10分立つ瞑想、また1時間歩く瞑想……

というふうにバランスよく組み合わせ、繰り返し続けます。そうすると、ぜんぜん苦行になりません。

瞑想がうまくいくと

瞑想がうまくいって脳が成長してくると、すごく楽しくなります。人の感覚の中には、もともと微塵も幸福な感覚がないのです。感覚の中でいくら至福を探しても、ありません。至福という感覚は脳が一度も経験したことがないものです。脳の神経回路ができ、脳の問題がすべて解決したところで、はじめて心が至福感を作るのです。仏教では、脳は肉体の臓器です。心が至福感を作ると、脳もびっくりするのです。

瞑想が進んだら、瞑想というものが安穏で楽しい世界だとわかります。それは肉体で感じる「楽」ではないのです。脳という臓器にも依存しない、ちょっとレベルが高い、「心」の安穏なのです。そこまで進むと脳への依存からもちょっと卒業します。

肉体と脳は密接につながっています。脳ができあがれば肉体は楽になるのですが、肉体に閉じ込められている限りは修行も苦しいのです。さらに修行すると、脳とは関係なく心が働きだします。そのときやっと、「幸福とは何か」がわかります。文字通りの「楽」を感じるのです。

いま、日常生活で感じている「楽」は、勘違いです。それは酔っ払いが「楽しい」と言っているようなもので、飲まない人から見れば、楽しくもなんともない、ただの迷惑な人です。そういう自己破壊的な楽しみではなく、本当の楽しみは仏道で修行する人が感じるものです。しかしそれは脳を開発して、獣の脳主体の使い方を卒業してもらわないと生まれません。

日常の瞑想

前半のレッスンでも紹介したように、ヴィパッサナー瞑想は日常生活の中でトライできます。ふだん家の雑事をやるときにも試してみてください。焦らず、心の中で実況中継をします。たとえば、「(掃除機のコンセントを)入れます。(スイッチを)入れます。引きます、押します。引きます、押します……」と実況中継してみましょう。歩く瞑想なら、公園などでもできます。その場合はじろじろ他のものを見ないで、ほかのものに気をとられないようにやってみてください。速く歩く場合は、「右足・左足、右足・左足……」という言葉でいいのです。動詞だけを実況中継できればそれで十分です。

ひとつ、大切なことは、ヴィパッサナー瞑想は楽しく気持ちよくやっていただきたいということです。そういう意味では、何か楽しくなる言葉を選ぶこともいい方法でしょう。「はい、掃除、スタート!」とか「掃除機、出発進行!」とか、遊び気分で子どものように楽しんでいただきたいのです。

この、楽しい、おもしろい、ということは非常に大切です。嫌だなあ、と思いながらやっていても、なかなかうまくいかないのです。

いつでもできるときには、やってみるといいと思います。部屋にいるとき、出かけるとき、階段の上り下りをするとき。

くだらないことを考えずに、楽しくヴィパッサナー瞑想を続けると、観察能力が高まり、精神的な力がついてきて、ストレスや悩みがなくなってきて、心は確実に成長していきます。

日常の中のヴィパッサナー瞑想は、仕事中はやらないでください。運転中とか、思考が必要なときは無理です。原稿を書いたりするときはいっぱい妄想しないといけませんね。その瞬間では無理です。

しかし、マンネリな仕事はいっぱいありますから、マンネリ仕事をやっているとき、必ず瞑想してください。本格的な瞑想になります。

瞑想というのは神秘はひとかけらもなく、科学的に生きるとは何ぞやと研究することです。食べることは生きることの中でひとつの仕事です。同じく生きていれば掃除するし、お風呂に入るし、歯を磨くし、服を着たり、いろいろなことをやっています。そういうものも実況中継すれば修行になります。

いつでもポイントは、動詞だけで実況中継することです。「歯を磨きます、磨きます……」ではなく、「引く、押す。引く、押す。引く、押す。引く、押す……」というように細かい動詞でやっていきます。最初はまだ脳が成長していないので、少し戸惑いますが、しっかりやればすぐできるようになります。

歯磨きの実況中継のときに「歯ブラシを取ります」と言うのは間違いで、それは落ち着きがない状態なのです。落ち着きがあると、「歯ブラシを取ります」と言わずに「(手を)伸ばす」「(歯ブラシを)取る」と言います。最初はうまくいかなくても、やってみるとうまくいくようになります。その、「うまくいった」というふうになったなら、脳が成長しているのです。

瞑想すればするほど、生命的なエネルギーが、燃料補給のような感じで増えていきます。思考しながら生きていると、エネルギーは減るだけです。仏教のやり方はいつでも、携帯をコンセントにさしたままで使っているようなやり方です。使っても使っても充電しているのだから、電気が切れるということはありません。ヴィパッサナー瞑想とは、充電しながら生きることです。必ず幸福になります。頑張ってみてください。

嫌なことがあったときの瞑想

もうひとつ、試してみていただきたいのが、怒りの実況中継です。

生活の中で何か不愉快な経験をされることがあればトライしてみるといいと思います。会社の嫌な上司に小言を言われたとか、気の合わない近所の奥さんが突然来て、聞きたくもない噂話を始めたとか、そういうとき、腹が立ったり嫌だなあと思ったりしますね。

そこで怒ってしまうから、前にお話ししたような悪循環が始まるのです。そんなとき、さっと、ヴィパッサナー瞑想の「実況中継」をしてみてください。

自分の中に怒りが生まれてきたら「怒りが生まれている、怒りが生まれている」と、嫌だなと感じ始めたら「嫌になってきている、嫌になってきている」と、正しく自分の状態を観察するのです。

嫌なことが起こったとき、感情的になってしまったら悪循環の始まりです。その瞬間にさっと、言葉で、自分の状態を確認してみてください。

ただし、このときも言葉の使い方に注意してください。「うるさい、うるさい」というのではいけません。それは自分の瞬間的な感情にとらわれ、それを言葉にしているにすぎません。自分の感情を、自分から離れて客観的に観察するのがコツです。

落とし穴に注意

瞑想を続けるうちに、個人個人でいろいろな経験をすることでしょうが、どんなことがあっても冷静に観察を続けましょう。

たまたま、「あ、この感覚はいいな」と感じる経験が生じるかもしれません。たとえば、体重をまったく感じなくなったりすると、楽だと思うかもしれませんね。しかし、それは落とし穴です。「これはいい」というのは執着です。ですから、そんなときも、感覚を放っておいてください。体がふわふわとする状態になったら、たしかに楽かもしれませんが、大事なのは先に進むことです。その感覚に執着しては、進めません。

あるいは、脳が混乱する場合もあるかもしれません。脳にとってはじめての、やる仕事が多すぎる状態になったら、混乱しても当然です。そういう状態は、瞑想が進んだときに起こります。瞑想がすごく進んで「配線が間に合わないよ！」と脳が追いつけなくなっている状態です。すると脳が混乱するので、くっきりと何かが見えたり聞こえたり、いわゆる幻覚・幻聴が生じることもあります。必ずしも起こるとは限りません。起こる人もいれば、起こらない人もいます。もし起こっても、ただ「見える、見える……」「聞こえている、聞こえている……」などと実況中継しながら冷静にとらえて、放っておいて先へ進んでください。そこを乗り越えたら、逆戻りしない仏道に入るのです。

2〜3週間で人生が変わる

仏教だ、瞑想だ、などとことさら思わず、「自分の幸せを自分で築いていかなくてはね！」というような意識でやってみてほしいと思います。だいたい2〜3週間でびっくりするほど成果が見えます。人格が変わります。頭がよくなります。日常のトラブルが消えてきます。

正確にいえば、トラブルは消えないのです。しっかりと対応できるようになるので、対応できればトラブルとは言いませんから「トラブルがなくなる」と表現できる、ということです。

ずーっと口うるさい人といっしょにいて、もうくたくたに嫌になったといっても、瞑想してみればどう対応するべきか、見えてきます。口うるさいことが消えたわけではなく、自分の対応の仕方が見つかるのです。人間関係も変わります。自分が心穏やかなら、まわりの心も影響を受けて落ち着いてしまうのです。ですから、自分がいる間はみんな穏やかでいてくれます。出て行ったらまた元に戻りますけれど。

ともかく、瞑想で幸せになります。ぜひ、確実にしっかりと瞑想実践をやってみてください。2～3週間以内でしっかりした幸福な人生を築いてみてください。

Column 19

心も身体も勝手に治る

瞑想とは実況中継することとです。これが基本です。単純に言ってしまえば、瞑想は「実況中継すればいい」「何も考えないでいればいい」ということです。それだけの話です。「何も考えないことをするぞ！」という仕事です。それで心は勝手に成長していくのです。

それは身体と同じです。身体も具合が悪くなってもちょっと手当てして放っておいたら、勝手に治ります。逆に「身体よ、早く治りなさい」と言っても治りませんね。自分の都合のいいようにはなりません。身体も心も勝手に治るのです。

皆さん誤解しているかもしれませんが、医者には身体を治すことはできません。医者というのは手当てをすることしかできません。治るのは身体が勝手に治るのです。同じように心も勝手に治るのですが、ところが心の場合はその手当ての方法を誰も知らないのです。

心の手当ては「実況中継」です。瞑想して思考がなくなれば、心が勝手に治ります。お釈迦さまはご自分のことを「医者である」と言っています。痛くなったおなかを治療する医者ではありません。心の手当てをするお医者様です。この本でご紹介している瞑想法は心の手当てなのです。

PART 6

Question and Answer

第6部

困ったときのQ&A

すぐに解決！　瞑想の疑問

慈悲の瞑想について

Q 慈悲の瞑想で思い浮かべるのは?

慈悲の瞑想（慈しみの瞑想）では、一人一人を思い浮かべて集中するほうがよいのでしょうか、親しい人全員を、記念写真のように思い浮かべて行なうほうがよいのでしょうか?

A 窮屈に考えすぎず、いろいろ試してみてください

親しい人全員を、記念写真のように思い浮かべて行なうのがベターです。気分次第で一人一人を思い浮かべる方法もやってみてもかまいません。

あまり窮屈に考えないでください。ひとつの方法に自分を縛りつけないほうがいいのです。要は「見返りを期待しない、欲に汚れていない」純粋な慈しみの気持ちが、自分の心の中に現れてくることが大切です。

Q 執着心があると慈悲の瞑想はできない?

慈悲の瞑想（慈しみの瞑想）の際に、ある男性を頭に思い浮かべながら行なっているのですが、このところその男性との関係も、何もかもうまくいきません。その男性に対して執着心を持っているせいでしょうか?

A 欲望や期待を持たないでください

欲望や期待を持って、慈悲の瞑想をすることはできません。見返りを求めないでください。一人二人をターゲットに行なうと、執着が生まれやすいのです。

もし、慈しみの実践によって精神的に悩んだり、ストレスがたまったり、他人に嫌われるような結果になるならば、「本当に慈しみなのか」と疑問が生じます。心理学的に考えて、絶対ありえないことです。

しかし、慈悲の瞑想をしているのだから、みんな私に親切にするはずなのに、結果は逆ではないかと思うなら、そこに欲望があります。

また、「あの人はすてきだから」「いろいろとお世話

になったから」「いっしょにいて楽しかったから」など の理由をつけて何かをしようとする「ケチ」な思考、自分の我がまま、執着、期待感、「何でアイツに慈悲の瞑想をしなくてはいけないの？」と思う怒りなどとは徹底的に戦わなければなりません。

慈しみとは無執着の心です。見返りを求めない心です。強いて言えば、過去から今まで、無数の生命のおかげで生きてきたことに対する恩返しのようなものです。借金の返済です。

汚れた心で慈しみの言葉をオウム返ししても、しないよりはよいのですが、しているからといって余計な期待をするのはいけません。

誰かに特別な感情を持って行なう慈悲の瞑想は、慈しみではなくて「欲」です。

自分の子どもや伴侶を対象にして実践する場合も「本物の慈しみ」となりにくいのです。するとストレスがたまり、感情的になり、落ち着きが消えていきます。眠れなくなったり、イライラしたり、体調が悪くなることもあります。理性がなくなり、他に嫌われたりもします。

誰かに狙いを定めて「慈しみ」みたいなものをするのは、あまりにもケチな思考です。一人二人をイメージしてやると、精神的に苦しむことになりかねません。慈しみが欲に転じる恐れもあります。

そのような泥沼にはまり込んでおられる方が、本物の慈悲の瞑想をしてみたいと思われるなら、「生きとし生けるものが幸せでありますように」というセットだけをやってみてください。

どうしても親しい人にも実践したいと思うならば、両親、恩師、目上の人々（おじいさん、おばあさんなど）、先輩などを対象にてください。

Q 死んだ人を思い浮かべて慈悲の瞑想をしてもいい？

親しい知人が亡くなったのですが、この人を思い浮かべて慈悲の瞑想（慈しみの瞑想）をしてもいいですか？

A 死んだ人は慈しみの対象にはできません

たとえ両親でも、他界しているならば対象にしないでください。死んだ人は慈悲の瞑想の対象にはなりません。

亡くなった人を思い浮かべると悲しくなります。思えば思うほど悲しみが増えます。親しい人が亡くなったら、皆、この悲しみはどうすればなくなるのかと、答えを探し求めてしまいますが、わざと悲しみを増やして精神的な病気になる必要はありません。

人が死んで悲しくなるのは自然な感情です。しかしこの悲しみの中に強烈な「無智」がひそんでいます。生まれたものが死ぬのは当たり前で、当然のことだと理解できる人には、悲しみはありません。あってはならないことが起きたと考える人が悲しむのです。

悟っていない、煩悩に支配されている人々が、親が死んで当たり前だと思うのは、あまりにも残酷な思考です。それは悟った人にしかできません。

たとえ死んだ相手が敵であっても、死んでよかったと思えば、それは憎しみです。ですからいずれにせよ、人の死に安らかな気持ちはついてこないのです。

悲しむのは普通ですが、この「悲しみ」も無智という煩悩に「怒り」が合体したものです。ですから、清らかな心を作るための慈悲の瞑想で、亡くなった人を対象にするのはとんでもないことなのです。それでは心が汚れるだけです。

「他界した父が幸せでありますように」と思っても、今、父は存在しません。自分の思い浮かべる父はこの世で生きていた頃の父です。あの世にいる父は想像できません。ですから、「他界した父」といったら、生きている生命ではなく、自分の思い出のみが対象となります。

「大空が幸せでありますように」と念じるようなもので無意味なのです。生命が幸せでありますようにということに意味があるのです。

Q 人に勧めるべきですか？

自分には効果がありました。友人や家族にぜひにと勧めるべきですか？　それとも人にはかまわないほうがよいのですか？

A 相手を思う気持ちがあるのなら、強引にでも勧めましょう

あなたに効果があれば、それを見たまわりの人々は自然に興味を持つと思います。家族や友人なら、最初は興味がなくても強引にやらせてかまいません。それこそ相手に対する親切な行為です。

嫌々やらされた人も、瞑想をすれば心が穏やかになり、その後は自発的にやるでしょうし、自分のことを本当に思ってもらったと、あなたに感謝の意を抱くでしょう。

Q 友達が減りませんか？

悩んだり落ち込んだりしているほうが周囲はやさしくしてくれます。瞑想で解決してしまったら、友人がいなくなりませんか？

A むしろ友達が増え、精神的にも助けてもらえます

あなたは「まわりにやさしくしてほしい依存症」です。悩んで落ち込んでいれば、最初はやさしくしてくれますが、後で「手のかかる人だ、暗いやつだ」と思われてしまいますよ。

慈悲の瞑想をすれば他人に依存することはなくなります。広い心を持って、幸福と安らぎを他人に与える人になります。

そうなると、友達がなくなるどころか、勝手に集まってきてみんな友達になるのです。しかも、その友達には何の負担もありません。

慈悲の瞑想で友達が減ることはありません。

思考・雑念について

Q 次から次へと雑念が出てくる

雑念が、いくら確認しても確認しても、次か

ら次へと浮かんできます。

A とにかく確認を続けてください

座る瞑想の項目で説明したのと同様に、ほかのことを考えてしまったときは「雑念、雑念、雑念」と3回心に念じて、思考をカットしてください。

歩く瞑想のときは、歩くのもいったんやめて、しっかりカットするようにしてみてください。「雑念」と実況中継せずにとにかくいったんやめて、新たに「左足、上げます……」と実況を続けてもかまいません。

雑念の現れ方で、心の中にどれくらい余計な概念、余計な考え方がたまっているかということがよくわかると思います。

たとえば、大変よく勉強している、仏教のプロ中のプロが瞑想を始めたら、皆さんより何倍もきついはずです。そのくらい心の中に概念がつまっているのです。それをぜんぶ外へ出してしまうまでは、ぜんぶ雑念、妄想として出てくるのです。

また、瞑想に入る前に、突然知らない人に「どこへ行くのですか」と話しかけられたら、あるいは何かとんでもないことを言われたとしたら、それは頭に残ってしまうのです。残ったまま瞑想を始めると、それが雑念となって出てきます。

頭に残ったということは、エネルギーとしてたまったということなのです。たまったエネルギーは、どんどん出て、出て、出続けますが、確認すると消えてしまうのです。

言葉できちんと確認すると、悪いエネルギーもよい方向へ変わっていくのです。ですから確認が上手になってくると、夢の中であってもだまされません。しっかりと生きていることができます。

Q 事実と思考の境がわからない

思考を止めろと言われましたが、事実と思考との境目がよくわかりません。

A 判断をしないで、感覚だけを確認してください

たとえば、自分の手に、隣の人の手が触れたとしま

す。触れたら、そこで、「触れた」という感覚が生まれる。そこまでは事実なんですね。

ところがそこで、私たちは、その感覚について、考えてしまうのです。

「今触れたのは、隣の人の手だ」と考える。それはもう、判断、思考です。そこは余計なのです。判断するためには、思考をいっぱい持ってこなくてはいけないのです。

感覚で止めておくと、感覚というのは、電気みたいにジリジリジリジリと流れていくものだということがわかってきます。

しかし人間はそこで止めずに、その感覚に対して、「私が感じた」「だから私がいるんだ」と判断するわけです。その判断自体は、実体ではありません。「私に触れた」という判断は、触れなかったら生まれません。

だから、身体に感覚がなければ、「私」という概念はないのです。そして感覚は私のものかというとそうではなく、そのときそのとき生まれるひとつひとつ別々の出来事なのです。

耳があってそれに音が触れて、そこに感覚が生まれる。目はまた別な情報を受け取って、そこで感覚を生じます。その両方の流れが、判断によってぜんぶまとめられてしまうのです。私は聞いて、見たのだと。

そこで「私」という判断が出てきて、「私」というものにつかまってしまうのです。判断によって執着が生まれ、それから余計な探究が生まれてくるのです。私も同じ人間ですから、そこらへんはけっこう苦労しました。

とにかく、触れたら「触れた」、聞こえたら「聞こえた」、あるいは、音だと思ったら「思った」と判断をカットして確認していくのです。

そういう訓練をしていくと、ものが現象になる以前のレベルでわかるようになってくるのです。頭の中で妄想、思考ができあがる以前のものが見えてきます。

瞑想をスローモーションでやってくださいと言いましたが、瞬時に、ありとあらゆるものを認識できるほどの観察能力を育てていただきたいのです。

Q 思考がいくつもに分かれる

「左足、右足」「膨らみ、縮み」と頭の中で言っていても、他のことを考えています。頭の中が、言葉を繰り返している脳と、思考している脳、思考しているなと考えている脳……2つにも3つにも分かれているようで、言葉にも集中できません。

A 心にたまっているストレスを取り除こうという気持ちで取り組んでください

ヴィパッサナー瞑想も、始めたばかりの時期には、このような状況になります。それは、真剣に思考を処理していないからです。

「雑念」と言っても、自分が「意義のあること」を考えたと思っているのです。雑念として処理するのはもったいない、覚えておけば後で役に立つなどと、どこかで考えているのです。

結局は「雑念」と実況しながら、多重構造で妄想を喜んでいるのです。妄想の思考を止めようという気持ちが欠けています。チャレンジしてください。

ヴィパッサナー瞑想をすることで充実感を感じられるようになればしめたものです。

「心にたまっているストレスを取り除こう、今の嫌な気持ちをなくそう、少しでもリラックスしよう、気持ちをもっと楽にしよう、わずかな時間でもよいことをしよう」というような気持ちに基づいて実践してみてください。うまくいくと思います。

Q 怒りが消えない

「怒り」と実況中継したら、怒りの気持ちがすっと消えて喜んでいたのですが、この頃は消えないのです。

A 自分の瞑想を評価せず、ただ実況中継を続けてください

一度怒りが見え、実況中継で怒りが消えたとき、「あ、瞑想が進んでいる」と思ってしまうと、これが妄想でアダになります。

一度経験があるから、「怒り」を消すのは自分にとってチョロいもんだと思ってしまい、また心が汚れたのです。最初はよかったのですが、その後「怒り」と実況中継したものは「妄想」だったのです。

「怒り」と実況中継すると怒りは消えますが、それにからんだ「妄想」は消えません。

瞑想が進んでいるかいないかということは指導する第三者には言えますが、個人は絶対にやってはいけないのです。俗世間がいくらほめても相手にしないでください。

瞑想中に起こること

Q 眠いときどうする？

瞑想を始めると眠くなるのですが。

A ヴィパッサナーの効果を理解し、眠気と戦ってください

眠気には2種類あって、ひとつは、ただ身体が疲れて睡眠不足だから出る眠気です。この場合は「眠気、眠気……」と実況中継するようにして、2〜3度瞑想を続ければなくなると思います。身体が疲れて出てくる眠気は自然なものですから、疲れがひどい場合は寝てしまってもかまいません。

問題はもうひとつの眠気です。こちらは、疲れのせいではなく生まれます。

人には、行動したくない、励みたくない、という心の弱みがあります。いわゆる怠けの心です。この眠気とは戦わなければなりません。この怠けの眠気に負けて寝てしまうようでは、性格が変わることはありません。

ヴィパッサナーの効果を理解し、眠気に負けずにヴィパッサナーを続けることから、2番目の眠気は消えていきます。

たとえば座ると眠くなるようならば、歩く瞑想に切り替えてもかまいません。また、座るときに楽に座らずに、座布団を使わない、暖房をつけないなど工夫することもできます。

それらは「苦行」ではなく、ただ眠気に負けないための工夫です。眠気がなければ、苦労しないで、楽な

環境で瞑想したほうがいいですよ。

Q 痛いときどうする？

痛みが生じてきたとき、座り方を変えてもいいですか？

A ぎりぎりのところまで、痛みを観察してください

まずは、ただ「痛み、痛み」と実況中継していただきたいのです。こういう座り方だったら痛みが出てくる、もしかすると足の曲げ方がちょっと違うだけのことで痛みが現れる、そんなふうに考えてしまうと、「妄想」「思考」で、痛みがない座り方を探してしまうのです。

とにかく一応、単純に実況中継してみてください。痛みが出たら、「痛み、痛み……」。もし、我慢ができないほど、頭も混乱するほど痛みが出るというならば座り方を変えたりしてもよいですが、でも、耐えられるところまで、ぎりぎりまでは「痛み」を観たほうがいいのです。

Q 詳しく実況中継してもいい？

音が聞こえたとき、「音」と実況中継すると書かれていますが、犬の声、雨の音、車の音、など詳しく実況中継してもいいですか？

A 100％確実な実況中継を行なってください

瞑想中に、音が耳に入ると心がちょっと混乱したりしますね。その場合は「音、音……」とだけ実況してください。

「音といってもあれは車でしょう」と思うかもしれませんね。でも「車」と言ってはいけません。「車」と言ったら確率、確実性は100％ではないのです。「おそらく車かもしれません」でしょう？　でも「音」と言えば、100％「音」であることは確かなのです。それはもう、絶対的に確実な真理です。

耳が受け取ったのは「音」。それが車かオートバイ

かということを１００％の確率で調べるためには、自分で外へ出て調べなくてはいけません。

実況中継の言葉は確実性が大切です。それは絶対に消えない真理を発見するために必要な訓練です。

Q 身体がすごく重く感じられます

座る瞑想中、身体をちょっと動かしてみるのですが、身体が重くてたまらないのです。そんなとき「終了します」と言って歩く瞑想に変えてもかまわないでしょうか？

A 重いと感じることを「嫌なことだ」と考えず、ただ確認してください

軽くしたいと考えるから、その現象が残ってしまうのです。重く感じ始めたとき、重いということを実況中継してはいるのだけれど、それを、「嫌だ」と思う感情もあるのです。

「嫌なもの」と「好きなもの」は、どちらも自分に執着があるもの、とらわれのあるものなのです。我々は好きなものにとらわれていると思っていますが、嫌なものにもとらわれているのです。

ヴィパッサナー瞑想中には、いろいろな現象が現れてきますが、大きく分けると、すごく嫌いな現象とすごく気持ちのいい現象の２つになります。どちらにも、決してとらわれてはいけません。ごく冷静な心で確認するようにするのです。硬くなろうが、重くなろうが、軽くなろうが、勝手になれという気持ちでいてください。

自分が完全に客観的になって、私という主語を排除して観察すると、その感覚もそのうち消えていきます。歩く瞑想に変えてもかまわないのですが、できれば少々我慢してみてください。嫌だからといってすぐやめて努力しないようでは、そのまま変わらないということもあります。

自分に好ましくない現象のほうが、強くとらわれることがないわけですから、まだいいのです。好きな現象ばかり出てくると、徹底的にとらわれてしまって、それで前へ進まなくなってしまうことになりかねません。

Q 言葉に合わせて呼吸してしまう

座る瞑想を始めると、自然な深い呼吸ができず、「膨らみ、縮み」という言葉に合わせて呼吸をしてしまいます。

A 心が落ち着いていないと呼吸が乱れます。身体と心の乱れる状態を確認してください

その場合は、実況中継に心が入っていないのです。実は嫌で、義理でやっているのだと思います。

実況中継とは、身体の今の状態を確認することですが、そうではなく、言葉を頭の中で作って、身体をそれに強引に合わせるということをやっているわけです。

ヴィパッサナーは身体の感覚に言葉を合わせることです。

ごはんを食べるためにお茶を入れようというのと、お茶を飲みたいからごはんを買ってこようというのとでは結果がずいぶん違いますよね。ごはんを食べたいからお茶を入れるのであれば問題はありませんが、お茶を飲みたいからといってごはんを買ってきたのでは、余計なものを食べてしまうわけですから、見た目は同じなのですが内容はかなり違います。

このような問題が出たときは「待ちます」という実況中継を20回くらいやってみてください。

瞑想が進んだ方も、言葉に呼吸を合わせているのではと思われることがあります。その方々はこのように理解してください。

心が落ち着いていないと呼吸が乱れます。すると身体と言葉の行動が合わなくなります。その場合は、身体と心の乱れる状態を確認してください。あるいは歩く瞑想をしてみてください。

心が本当に統一されてくると、今度は意識が心を動かしていることが見えてきます。

膨らみ、縮みであろうと、瞼を閉じることであろうと、膨らませたい、閉じたい、という意識があって、その行動を起こすということに気づきます。

意識がすべてを動かしていることを知るのは、ヴィパッサナー瞑想から体験するひとつの智慧なのです。

Q 瞑想がつらいときは？

瞑想がつらいとき、どうしたらよいですか？

耐えて頑張るしかないですか？

A 楽しさを発見するとうまくいきます

なぜつらいのですか？

肉体的に痛いこともあります。

それなら、そんなに極端に痛みを我慢することはありません。座れる間くらいは座って、歩ける間くらいは歩いて、方法を変えながら試してみてください。

退屈する場合もあります。

その場合も、歩いたり座ったり、いろいろモード変換してみてください。

腹が減る場合もあります。

そのときはごはんを食べてください。

つまり、苦行ではないわけですね。

苦行ではまったく結果は得られません。苦行するのも、自我ですからね。「俺がやってるぞ」という感じになってしまうでしょう。ものすごくリラックスして、楽しくやっていただきたいのです。

楽しさを発見すれば、すごく早くうまくいきます。

Q 疲れていても瞑想したほうがいい？

非常に疲れた日が続く場合も、瞑想は頑張ってしたほうがよいのですか？

A 疲れは無駄な思考のせいです。瞑想には明るく楽しく取り組んでください

瞑想を頑張るのは愚かなことです。「頑張ってご馳走を食べる、頑張って遊ぶ」などの言葉が成り立ちますか？

瞑想でストレスも解消する。心身の疲れも取れる。穏やかになる。智慧も現れる。これを知っている人は「やめろ」と言われてもやるものです。

疲れたときは「瞑想や〜めた」といって寝ても、一向にかまいません。お尻を叩かれて屠殺場へ追い込まれる豚のような気持ちで瞑想はしないものです。

「やらなくては」という強迫観念は怒りから現れるも

のです。瞑想に対して明るいイメージを作ってくださ
い。やる気にならないときはやめてください。

疲れについて少しお話ししましょう。仕事中など、いろいろなときに疲れが出てきますね。この「疲れが出た」というのは、いろいろな雑念が働いていたということなのです。仕事をしていろいろなことを考えたり悩んだりすると、その時間には疲れがたまるのです。

身体そのものが疲れるということはそれほどありません。身体が疲れたというのもまた、ひとつの誤解なのです。

意外に思われるかもしれませんが、「疲れた」ということは、悩んでいるということなのです。いろいろなことを考えて、自然の流れを何とか変えてやろう、変えてやろう、とした結果なのです。それで疲れてしまうのです。

わかりやすく言えば、たとえば走る場合、走る前に、2キロ走る、3キロ走ると決めてしまうでしょう。それは大変な妄想概念なのです。

2キロというのは、自分の身体には関係のないことです。いわば頭の中の妄想概念です。それを何とかして達成しようと努力する、それは不自然なことですから疲れてしまうのです。

ですから、たとえば健康のために走ろうと思うなら、まあ、走れるだけ走ろうとすればいいのであって、たとえば筋肉がもうこれ以上ダメですよというところまで走って、そこで終われば疲れていないのです。それから休めばいいのです。

休むと疲れがどっと出るのではと思うと、そうではなく、とても元気になります。でも毎日3キロ走ると決めたら、それは妄想概念で決めたことですから、身体に合わずものすごく疲れるのです。

その場合、「キロ」という目的が気になっているだけで、身体のことが気になっているわけではありません。気にしてほしいのは、身体のほうです。走るときも、歩くときも、距離ではなく、身体を観て進むことです。身体を基準にして行動していると、身体は疲れません。疲れは、身体の問題ではなく、心の問題なのです。

だから、疲れた人が瞑想をすると、疲れが取れ、ストレスも消えて楽になるはずです。

Q おなかの膨らみ縮みがわからない

座る瞑想で、おなかの膨らみ縮みがよくわかりません。

A 手で触れて感じてみてください

座る瞑想を始めるとき、最初にしてほしいのは、身体に生じるリズミカルな動きを観察することです。

呼吸の動きを観察することは、さまざまな瞑想で、誰もが一般的にやってきた手法です。止まることなく起こる動きですし、また、観察もしやすいからです。

心の状態によって、その動きも変わりますから、心と身体の関係を体験するためにも大変便利なのです。心が乱れると呼吸が荒っぽくなり、心が落ち着くと呼吸も回数が減り一定のリズムで動きます。

ヴィパッサナー瞑想は、「呼吸瞑想」ではなく、身体の動きとして呼吸を観察します。おなかでも、下腹部でも、胸のあたりでも、自分が感じやすいところで観察を始めたほうがよいでしょう。

その中でも、おなかの動きを観察することをとくに推薦したいと思います。胸の動きを観始めると、疲れますし、後にはわからなくなることがあります。おなかのほうを観ていれば、いつまでも観察することができます。

膨らみ縮みがわかりにくければ、手で触れて感じてみてください。

具体的な場所については、肋骨より下で、それぞれ皆さんが感じやすい場所に触れていただければよいと思います。

Q まわりの環境が悪い

子どもの泣き声や雨の音などがずっとうるさく感じられる中で瞑想する場合、「音、音……」と確認を入れるときりがありません。環境が悪い中で瞑想をするコツがあればご指導ください。

A うるさく感じる、と実況中継してみてください

このように感じられるというのは、かなり怒ってい

るということです。そのことも実況中継してみてください。

「音」、「うるさく感じる」、「音」、「うるさく感じる」……と確認するのです。エアコンの音、雨の音などは何回か確認を入れます。同じ音が続くので徐々に気にならなくなります。それから普通に「膨らみ、縮み」などを実況中継します。

Q 言葉にならない感覚があります

ふだん感じている感覚でも言葉にしにくいことがあります。たとえば心地よい微風が当たったらどのような言葉にすればいいのですか。また、今までに感じたことのない感覚を感じて、形容する言葉が見つからない場合はどうしたらいいのですか。

A ただ「感じています」と言えばいいでしょう

「感じています、感じています、感じています、感じています……」と実況中継してください。

Q 身体の感覚がなくなったら？

身体の重さがなくなって皮膚の感覚もなくなってしまいました。大丈夫でしょうか。

A それは問題ありません

心は自分が意識するものしか認識しません。瞑想実践の訓練をすると意識は好き勝手にさまよって走り回ることがなくなるのです。膨らみ、縮みの感覚だけに集中するようにと心が決めてしまえば、それ以外の身体のことは認識しないことになります。

認識しないということは、心にとっては存在しないことなのです。修行者は「なくなった」「消えた」という気分になるだけです。集中力が上がっていく証拠なのです。

しかし、このような普通と違った現象を感じたところで舞い上がったり、喜んだり、怖くなったりすると心が元の混乱状態に戻りますので、あくまでも冷静でいられるようにしてください。

ヴィパッサナー瞑想について

Q 座る瞑想と歩く瞑想、どちらが上質？

座る瞑想と歩く瞑想がありますが、座る瞑想のほうが質が高いとか、歩く瞑想は低いとか、そういうことはありますか。

A 自分に合うやり方で行なってください

どちらが上質などということはまったくありません。瞑想は、物事は瞬間、瞬間、変化しているのだという事実を体験することですから、座っていても、立っていても、ごはんを食べていても同じことですからね。

一切は変化して無常ですから、そこに気づいてもらえば、そこに悟りがあるのです。

自分がどんな状況で、どんなやり方でいちばん落ち着きやすいかを探って、そこで自分の瞑想をすれば結果が出るのも早いです。

ですから、座るとどうも落ち着かない、いろいろ考えてしまう、という人は歩く瞑想をしたほうがよいでしょう。歩いていると、どんどん落ち着きがなくなるというなら、また立つ瞑想をしたりしてみるのです。

立つ瞑想の場合は、30分以上続けるのはちょっと無理かもしれません。立っていること自体は難しくはないのですが、足の裏にどんどんどんどん意識を集中していくと、何か身体がグラグラしたり、倒れそうになるということもあります。それで、立っているとまた観察能力が鈍ってくるなら、座る瞑想に戻ってみます。

そういうふうにいろんなことをやってみるといいと思います。立つ瞑想はやり方としては一番やりやすいのですが、足の裏の同じ感覚を見続ける瞑想だから、智慧が発達してくるかこないかには、個人差があるのです。

それぞれの人にどの瞑想が合うかはちょっとわからないので、できれば3つの方法を交互に行なっていただきたいのです。とにかく、落ち着いている状態を保つことが大切です。

3つのどれをやっても落ち着きがない場合は、掃除、洗濯と、いろいろ雑事をやってみるなど工夫してみてください。

お寺の生活というのは、それらがぜんぶ入っています。掃除することでも何でもかんでも大事な修行だと考えられているからです。

私たちスリランカのお寺では、料理は作ったりしませんが、禅寺でしたら、料理を作る役目のお坊さんは立場も位も高いですね。それらはぜんぶ大事だとされているのです。

どこで自分の心の集中力が高まってくるかはわからないのですから、一生懸命料理しているときでも、ちゃんとそれを確認しながらやっていると、そこからでも集中力が生まれてきて、無常を知る可能性はあります。

Q 実況中継だけでいいのか？

瞑想中の「怒り」は実況中継だけでよいのでしょうか。それでは何も解決されない気がします。怒りの原因を探る必要はありませんか。

A 原因はそのうち自動的に見えてきますので、何も判断せず、「怒り」と実況中継してください

最初のうちは、ちょっと不満に思えるかもしれませんが、とにかく思考を止めることが第一目的ですから、心配しないで、何も判断せず、「怒り、怒り……」と実況中継してください。

何も余計なことは考えないで、瞬間瞬間、とにかくすべての思考を実況中継でつぶしてやるぞ、という気持ちでチャレンジしてください。

瞑想中に、「怒りを抑えよう」「欲を抑えよう」「怒りの原因を探ろう」などと考え始めると、思考の中に入り込んでしまいます。とにかく実況中継を続けていけば、自然と雑念はなくなり、怒りも減ってくるのです。

原因というのは、自動的に見えてきます。それまでは実況中継だけすればいいのです。

瞑想のプロセスでは、二番目に因果関係（原因と結果）を発見します。しかし、因果関係を調べる前に、

データを集めなくてはいけないのです。データ集めというのは、実況中継です。データを集めたら、自動的に因果関係が見えてくるのです。100%の確率でわかるのです。

因果関係は、気づきを入れることで見えてくるもので、思考・妄想では発見できません。とにかくまずは、実況中継するだけで十分です。

因果というのは100%のものですから、遠い因縁ではないのです。いちばん身近な因縁です。

たとえば、昨日ジョギングしたことが原因で、今日の瞑想では足が痛い、というのはダメなのです。原因があまりに遠いからです。ジョギングしたかしないかは関係なく、今、足をこういうふうに組んでいるから痛いというのがいちばん近い原因です。因果関係を見るときには、一瞬だけ前の原因を見たほうがいいのです。

ですから、「あ、この妄想で怒りが出た」と実況中継すればいいのです。その場合は100%正しいのです。「私は物事に逆らう性格だから怒りが出てくる」と言うと、これは正しくありません。論理的には正しいかもしれませんが、経験的には正しくないのです。

Q 悟れますか？

瞑想をすれば私も悟れますか？

A リラックスして楽しく取り組んでください

瞑想をしながら、悟ってやるぞというストレスを抱えることはやめてください。

皆さんには、ごく軽い気持ちで、ただただ100%の確率、確実性のある言葉で実況中継していただきたいのです。

悟りなどというのは、自然の流れで起こることです。悟れるかなあ、と考えても意味がないし、逆効果です。とにかく思考だけ、妄想だけ、自分でふんばって抑えてみてください。それは個人の宿題。残りは法則の世界です。

個人がすべきことは、雑念、妄想を敵に回すことだけです。敵に回して叩くのです。思考、雑念、妄想、それを叩いておけばよいのです。妄想を叩けば叩くほど智慧というものが現れてきますし、能力もついてきます。

ですから、楽しくストレスなくリラックスして穏やかな気分で頑張ってください。難しいと思ってしまうと難しくなってしまいますよ。「実況中継すればいいだけじゃないか、考えごとをやめりゃいいんでしょう」という態度をとるのです。「考えなきゃいいんでしょう、わかったよ」という感じでやるんですよ。軽い気持ちでね。

Q 瞑想で病気も治るか？

健康のために、たとえばいろいろと病気があるという人も、ヴィパッサナーに取り組めば治るでしょうか。

A 目的を作らず、ゲーム感覚で取り組んでください

ヴィパッサナー瞑想には、変えていく力があるのですが、何かを目的にしてしまうと、逆にものすごく時間がかかります。それは人間の自我のせいなのです。何かこういうものを得たいと思ったら、それは逆に、遠い目的になってしまうのです。それが心の法則です。

たとえばいろいろ健康にトラブルがあって、薬が効かないような病気を持っている人がいて、健康のためにヴィパッサナーでもやってみようかと思われると、ものすごく時間がかかるのです。なかなか治りません。治らない理由は、目的を作ったということです。

たとえば、「私は仏教上のこの境地に行きたい」と思うと、それはその人の一生の仕事になるのです。

心の悩みがあったとしても、ヴィパッサナーなら瞬時に治すことができるのですが、それを目的にすると、残念ながら、2年、3年、ときには5年も6年もかかってしまいます。本当にもったいないことです。そんなこと、忘れていれば、たった1日で解決するのです。

ですから「すべての放棄」ということを覚えておいてください。

瞑想は自由に気楽に、遊ぶようなつもりでやってみてください。どんな結果があるのかなあ、といった感じでトライしてください。ゲーム感覚で遊んでみてください。自分の気持ち次第です。

いい結果が出てきてどんどんできるようになってくると、自分にすごくいいことだとわかるようになると思います。そうなれば、いつでも常に気づきながら仕事したり、生きていくことができるようになると思います。

Q　瞑想がぜんぜん進まない

もう何年も瞑想しているのに、何も変わらないのです。

A　頑固になっていませんか。とにかく100%確実な実況中継を行なってください

何年も瞑想しているのに変わらない、と言われることがときどきあります。このような方というのは、アドバイスを無視する方が多いのです。

何度もアドバイスするのですが、見事に何度でも無視するのです。無視して頑固に自分のやり方でやっておられるのです。本人は無視しているつもりはないようなのですが、アドバイスが耳に届かないのです。

ある頑固な人は、「身体に感じるものはね、強いて言えば仏教では苦受ですよ」と言って、しびれても、これは苦受だと実況する。痛くなっても苦受だと実況する。かゆくなっても苦受と。それはインチキです。見栄を張っているのです。仏教の専門用語を使って見栄を張っています。見栄を張らずに、自分にとって気分がいいなとわかったら「気分がいい」と実況中継しなくてはいけないのです。

「怒りが出た」と実況中継しても、これも「もしかすると怒りかな？」というのではダメなのです。それだけは気をつけてほしいのです。「もしかすると」の実況中継は絶対しないで「これです」という実況中継をしましょう。とにかく感じたそのままを実況中継していけばいいのです。

雑念が減ってくると、感覚がもっとクリアになってきますので、もっともっと100%の実況中継をするようにしてください。それで怒りの原因が見つかるとしたら、「もしかすると」ではなくて100%の確率で見つかるのです。そこまで頑張ってほしいのです。

とにかく、偉そうなことをやろうとしないこと。ごく単純に、自分にとって確率性が１００％、証拠が１００％そろっている実況中継をしてください。98％でもダメなのです。１％の推測も入れないでください。

もう少し言えば、痛みがあるとき「痛み、痛み……」と実況中継しますが、そのとき「痛いという気分」があるならそれも実況中継してください。そのとき、「痛みと言いなさい」と言われたから「痛み」と言うのではなくて、自分が「痛いような気分」だとわかったらそのように実況中継するのです。「この私には、辛抱がないなあ」などと考える必要はありません。それは雑念、妄想になるのです。思考を止めてください。「評価すること」も思考です。いかなる場合でも自分の瞑想を評価してはいけないのです。

ただし、過去形ならかまいません。すごく怒っていたのに、「怒り、怒り……」と言ったら、見事に消えちゃって安らかになったなあとか、それは過去形で事実ですから、問題ないのです。

Q 記憶を消すことはできないのでは？

瞑想しているときはいいけれど、止めた途端、元の嫌な感情や悩みを思い出してしまいます。記憶を消すことはできないのではないでしょうか。

A 思い出したら、繰り返し瞑想をしてください

繰り返し瞑想すると、嫌な感情も悩みもなくなります。１回英語を勉強しただけでは話せません。繰り返し勉強すると英語が自分のものになります。同じように瞑想も繰り返しやってください。

心配することはありません。もし、元の悩み苦しみを思い出してしまったら、「私は瞑想をしたじゃないか」と、強引にそのときの気分を思い出してみるのもいいでしょう。

Q 瞑想は逃げでは？

悩みごとに苦しんで結果を出すことが成長ではないのですか？　瞑想で忘れるのは逃げることになりませんか。

A 悩み苦しみから逃げようとしているのは、瞑想をしない人々です

瞑想で一切の悩みに答えが出ます。すべての悩みが消え、完全な心の安らぎを得られます。

あれこれと自分勝手に悩んでも何も答えは出ません。ヴィパッサナー瞑想とは苦しみから逃げるものではなく、苦しみに真っ向から対応することです。感覚を観察して、客観的に見るのです。肉体的な苦しみが生まれたら、「痛み」と観察する。精神的な苦しみは「悩み」です。悩みが起きたら、「悩みがある」と観察する。このように実践すると、悩み苦しみはどのように現れて、どのように消えるものかというプロセスが見えてきます。それで、悩み苦しみを乗り越えることができるのです。

医者のやり方と同じです。医者は病気を治す職業ですが、病気から逃げることはしません。病気を発見するのです。病気に適した治療を行なうのです。それで治るのです。病気を治したければ、「私は病気ではない」と逃げるのではなく、病気に真っ向から向き合わなくてはいけないのです。

Q まわりを観察してもよいのか？

自分ではなく他の人の動作や、周囲の自然、動物の動きなどを観察してもいいのですか？

A まずは自分を観察しなくてはいけません

人が歩いている、鳥が飛んでいる、風が吹いている云々とごちゃごちゃ言い続けていると、頭がおかしくなってしまいます。

ヴィパッサナー瞑想法でも、ステップアップしてくると、他の人を観察するステージがありますが、いきなりは無理です。

自分の心と身体の観察が十分進んだところで、ほか

の人も同じようなことをして生きているのだと視線を向けてみます。「生きているものは誰もが皆」というように観察をします。

それまでは、まず自分のことを観察することです。

Q 子どものうちからやったほうがいいのですか？

英語やスポーツ、楽器などは2～3歳から始めたほうがきちんと身につくといいますが、瞑想も小さいうちからやったほうが早く進むのですか？

A 若いほど上達は早いですが、日本の子どもには難しいかもしれません

7歳くらいからできると思いますが、仏教的な価値観の中で育っていないと無理だと思います。日本のようにテレビや漫画がある環境では、実際にはできないでしょう。しかし条件さえ整えば、子どものほうが楽に上達できます。

そこまで小さいうちからは無理だとしても、やはり若い人のほうが上達は早いです。

若い人には悩みやストレス、苦悩が少なく、あっても失恋くらいでしょう？　身体も脳細胞も活発に機能していますから、長年苦しんで、精神的な疲れがたまっている中高年よりは、早く成長すると思います。

Q ヴィパッサナー瞑想の種類は？

ヴィパッサナー瞑想にはいくつものやり方があるのですか。

A 大きく分けて2つのやり方があります

サマタ瞑想からヴィパッサナーに進むやり方と、はじめからヴィパッサナー瞑想に挑戦するやり方という2つがあります。

出家して修行に励む人々には修行の時間はたっぷりあります。何年でも修行に励むことができます。その人々にサマタ瞑想からヴィパッサナーへ進む方法は適しています。しかしそのやり方では、在家の方々には

身体を維持管理することで1日の時間が消えてしまうのです。修行するために工夫して時間を作らなくてはいけないのです。ですから、短い時間で最高の結果を出したほうが理性的です。早く心を清らかにしたいと思う人々は最初からヴィパッサナーに挑戦したほうがよいのです。

サマタ瞑想の道にしてもたくさん瞑想方法がありま す。サマーディ（禅定）を作るためにどんな瞑想方法を選ぶのかということです。

多くの経典では呼吸瞑想を推薦しています。呼吸瞑想ではサマーディ（禅定）に達してからヴィパッサナーに入らなくてはいけないのです。その場合は「膨らみ、縮み」などの普通のヴィパッサナーに入ることもできます。

自分が達したサマーディ（禅定）状態の中身は無常、苦、無我であるというように、観察することでヴィパッサナーに入ることもできます。しかしサマーディ（禅定）状態に入ったままではヴィパッサナー瞑想はできません。

直接ヴィパッサナー瞑想のみをする場合もいくつかの方法があります。

最初から「すべての現象は無常である」と念じ続けること、現象を観察するたびに無常を発見する習慣を身につける方法もヴィパッサナーです。無常だけではなく苦、無我の瞑想もあります。ブッダの説かれた真理を徹底的に学んで理解して自分の人生に当てはめてみるという知識人のアプローチもあります。座って瞑想することもしないで、真理を理解して納得するやり方だけで預流果の境地に達した人々がたくさんいます。預流果よりも高い境地に達するために、瞑想実践は欠かせないのです。

早く真理を発見して解脱に達したいと思う方々には感覚を観察する方法があります。

いくつかあるヴィパッサナー瞑想の中で結果を出すのがいちばん早いのは、感覚を観察する方法なのです。それからこの方法は知識人にも知識がない人にも実践することができます。若者にも年寄りにも実践することができます。万人に実践できて、しかも結果はいちばん早い、という点で考えると、このテキストで紹介しているヴィパッサナー瞑想方法は一番優れた方法になります。ほかの方法がないというわけではないのです。

Q 言葉は使わなくてはダメですか?

言葉を使わないヴィパッサナー瞑想がありますが、その違いは何ですか。

A どんな瞑想でも言葉は使います

言葉を使わないヴィパッサナー瞑想だけではなく、言葉を使わないサマタ瞑想もないのです。どんな瞑想にしても言葉を使います。イスラム教でも、スーフィーのダルヴィーシュという聖職者たちが何時間もかけてぐるぐる回る修行をします。それは彼らにとって瞑想なのです。言葉は要らない瞑想に見えますが、あるいは頭の中で「アラーは偉大なり」などの言葉を念じているかもしれません。言葉なしに瞑想したいと思うならば、ハチャメチャに踊るなどの瞑想しかありません。しかし、そのようなやり方で精神的に優れた人になれると思ったら、勘違いもいいところです。

言葉は、人間の気持ち、感情、物事の判断能力、思考などと密接に関係があるものです。言葉は人類の誕生から遅れて、歴史の中で徐々に発達したものです。最初からあった人間の感情などに、後から現れた言葉でラベルを貼っているのです。ラベルを整理整頓することで、人の気持ちや思考を整理整頓することもできます。だから、言葉なしに瞑想は成り立たないと理解しておきましょう。かといって、言葉にはそれほど重大な役割もありません。

たとえば、人は頑張る気になれば十分ですが、その気持ちは長くもちません。受験生の目に入るところに「必勝」と書いた紙を貼っておけば、戒めになるでしょう。

そうやって、言葉は人を助けてくれるのです。

Q 寝込まざるを得ない場合、寝ながらでも瞑想できますか?

寝ることは瞑想にならないとおっしゃいましたが、どうしても寝込まざるを得ない場合、瞑想することはできますか?

A ある程度訓練した方なら可能です。感覚を実況中継してください

ふだん、瞑想をする経験を積んだ人なら、横にならなくてはいけない場合でも瞑想できます。基本的には、感覚を実況するだけです。ただし横になると、足は感じるわ、お尻を感じるわ、背中を感じるわ、首を感じるわ、いろいろな感覚を感じてしまいます。ですから、まずひとつを選んで、その感覚を実況中継してください。たとえば、おなかを選んだなら、「膨らんでいる・縮んでいる、膨らんでいる・縮んでいる、膨らんでいる・縮んでいる……」や「吸っている・吐いている、吸っている・吐いている、吸っている・吐いている」と実況中継しましょう。

アルボムッレ・スマナサーラ Alubomulle Sumanasara

テーラワーダ仏教（上座仏教）長老。1945年4月、スリランカ生まれ。13歳で出家得度。国立ケラニヤ大学で仏教哲学の教鞭をとる。1980年に来日。駒澤大学大学院博士課程を経て、現在は（宗）日本テーラワーダ仏教協会で初期仏教の伝道と瞑想指導に従事している。朝日カルチャーセンター（東京）講師を務めるほか、NHK Eテレ「こころの時代」「スイッチインタビュー」などにも出演。著書に『サンユッタニカーヤ　女神との対話　第一巻』『スッタニパータ「犀の経典」を読む』『ダンマパダ法話全集』『ブッダの実践心理学（アビダンマ講義シリーズ 全八巻）』（藤本晃氏との共著）（以上、サンガ新社）、『怒らないこと』（だいわ文庫）、『心は病気』（KAWADE夢新書）、『ブッダが教える心の仕組み』（誠文堂新光社）、『ブッダの教え一日一話』（PHP文庫）、『70歳から楽になる』（角川新書）、『Freedom from Anger』（米国Wisdom Publications）など多数。

日本テーラワーダ仏教協会
http://www.j-theravada.net/

ヴィパッサナー瞑想　図解実践
自分を変える気づきの瞑想法【決定版】

2023年 7 月31日　第 1 刷発行

著　者　アルボムッレ・スマナサーラ
発行者　佐藤由樹
発行所　株式会社サンガ新社
〒980-0012
宮城県仙台市青葉区錦町2丁目4番16号8階
電話　050-3717-1523
ホームページ　https://samgha-shinsha.jp/

印刷・製本　創栄図書印刷株式会社

ISBN978-4-910770-51-2 C0015

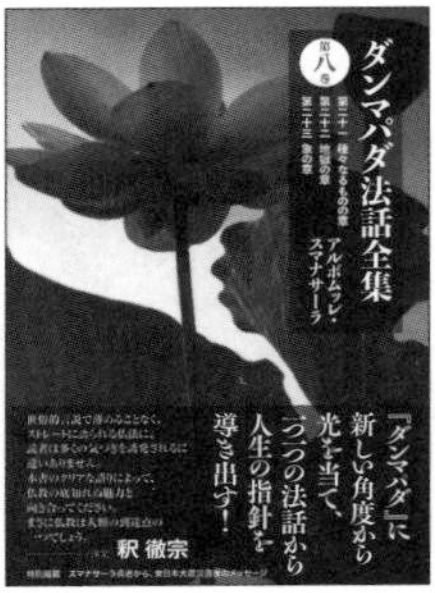

ダンマパダ法話全集　第八巻

第二十一　種々なるものの章／第二十二　地獄の章／第二十三　象の章

アルボムッレ・スマナサーラ［著］

定価：本体3,900円＋税／A5判／上製／304ページ／ISBN978-4-910770-34-5

『ダンマパダ』に新しい角度から光を当て、
一つ一つの法話から人生の指針を導き出す!

世俗的言説で薄めることなく、ストレートに語られる仏法に、読者は多くの気づきを誘発されるに違いありません。本書のクリアな語りによって、仏教の底知れぬ魅力と向き合ってください。まさに仏教は人類の到達点の一つでしょう。
――釈 徹宗氏推薦!

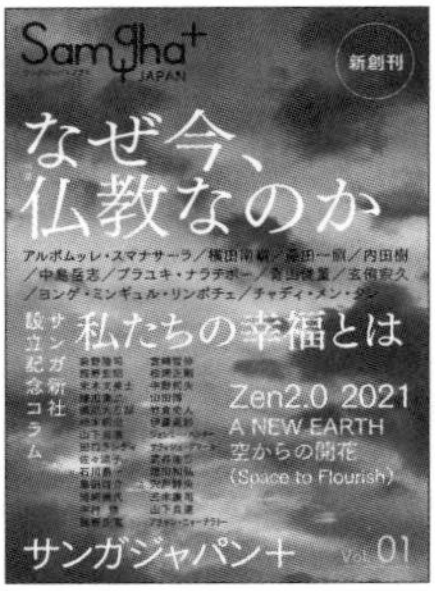

サンガジャパンプラス Vol.1
特集「なぜ今、仏教なのか」

定価：本体2,500円＋税／A5判／並製／472ページ／ISBN 978-4-910770-10-9

『サンガジャパンプラス』は「同時代×仏教」というコンセプトを掲げ、現代の様々な事象を仏教の視点から掘り下げていく総合誌です。

〔寄稿者〕
アルボムッレ・スマナサーラ／横田南嶺／藤田一照／内田樹／中島岳志／プラユキ・ナラテボー／青山俊董／玄侑宗久／ヨンゲ・ミンギュル・リンポチェ／チャディ・メン・タン ほか

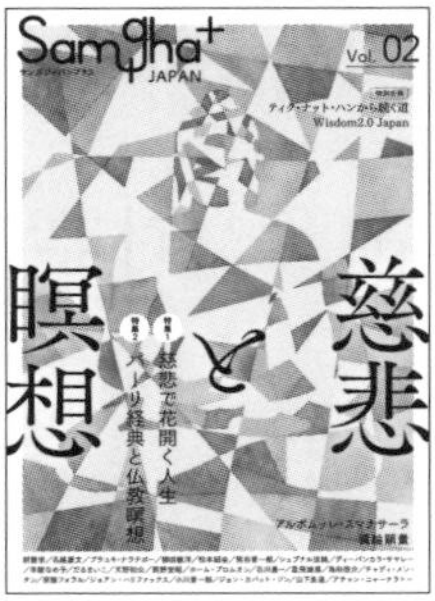

サンガジャパンプラス Vol.2
特集「慈悲と瞑想」

定価：本体2,500円＋税／A5判／並製／472ページ／ISBN978-4-910770-30-7

『サンガジャパンプラス』創刊第2号は、第1特集「慈悲で花開く人生」と、第2特集「パーリ経典と仏教瞑想」の二大特集でお届けします。

〔寄稿者〕
アルボムッレ・スマナサーラ／プラユキ・ナラテボー／柳田敏洋／松本紹圭／熊谷晋一郎／熊野宏昭／蓑輪顕量／石川勇一／島田啓介／チャディ・メン・タン／ジョン・カバット・ジン ほか

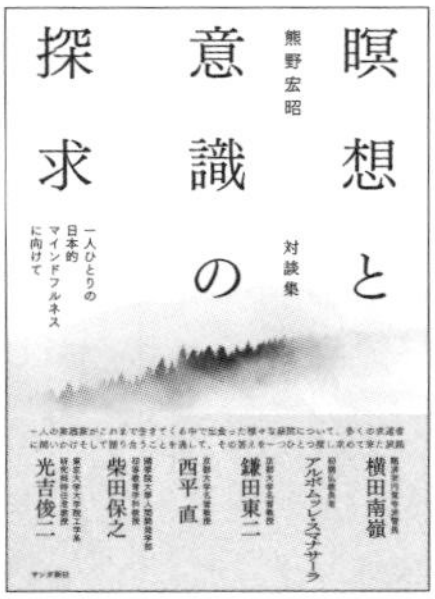

瞑想と意識の探求

一人ひとりの日本的マインドフルネスに向けて

熊野 宏昭［著］

定価：本体3,600円＋税／四六判／並製／448ページ／ISBN978-4-910770-08-6

日本におけるマインドフルネスの第一人者で心療内科医の早稲田大学教授・熊野宏昭氏が、瞑想をテーマに6人の探求者と語り合う対談集。

〔対談者〕
横田南嶺（臨済宗円覚寺派管長）
アルボムッレ・スマナサーラ（初期仏教長老）
鎌田東二（天理大学客員教授・京都大学名誉教授）
西平 直（上智大学グリーフケア研究所特任教授・京都大学名誉教授）
柴田保之（國學院大學人間開発学部教授）
光吉俊二（東京大学大学院工学系研究科特任准教授）